LE TRAITEMENT THERMAL

A

BAGNÈRES DE LUCHON

ACTION THÉRAPEUTIQUE DES EAUX SULFURÉES SODIQUES DE CETTE STATION

CURE DU PETIT LAIT

PAR

Le Dr Georges GOURRAUD

Médecin consultant à Luchon

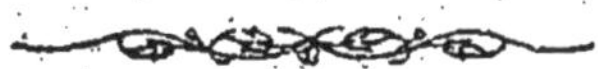

PARIS

V. ADRIEN DELAHAYE ET Cie, ÉDITEURS

Place de l'École de Médecine,

1876

EN VENTE CHEZ TOUS LES LIBRAIRES A LUCHON

LE

TRAITEMENT THERMAL

A

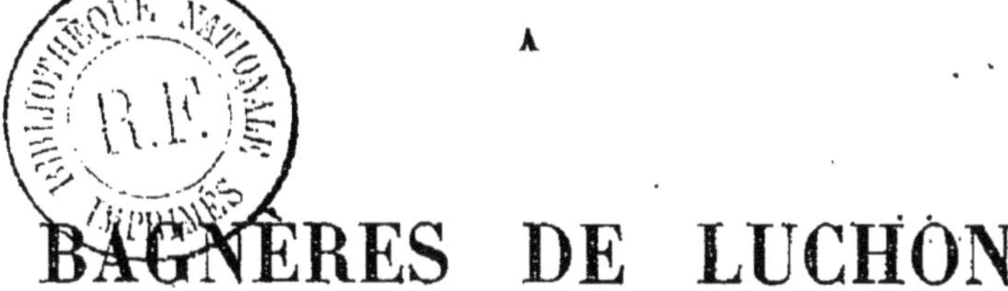

BAGNÈRES DE LUCHON

———

LE TRAITEMENT THERMAL

A

BAGNÈRES DE LUCHON

ACTION THÉRAPEUTIQUE DES EAUX SULFURÉES

SODIQUES DE CETTE STATION

CURE DU PETIT LAIT

PAR

Le Dr Georges GOURRAUD

Médecin consultant à Luchon

PARIS

V. ADRIEN DELAHAYE ET Cie, ÉDITEURS

Place de l'École de Médecine,

1876

EN VENTE CHEZ TOUS LES LIBRAIRES A LUCHON

CHAPITRE PREMIER

SOURCES SULFUREUSES DE LUCHON.
LEUR COMPOSITION ET LEUR TEMPÉRATURE. — BARÉ-
GINE. — DESCRIPTION DE L'ÉTABLISSEMENT
THERMAL.

Les sources de Luchon appartiennent à la classe
des *eaux sulfureuses primordiales* du Dr Amédée
Fontan, appelées aujourd'hui *sulfurées sodiques*,
du sulfure de sodium leur principe le plus actif.

Elles naissent toute de la roche en place : la
plupart du schiste micacé, quelques-unes du
granit. « Leur formation est liée à la formation
des Pyrenées, et leur origine est aussi inconnue et
peut-être aussi ancienne. » (Fontan).

A quoi est due leur température? On a voulu
l'expliquer par la réaction chimique, qui s'opère
dans le sein de la terre, par des courants électri-

ques souterrains, par les volcans, et enfin par la chaleur centrale.

Cette dernière hypothèse est la plus vraisemblable et se trouve justifiée par le puits de Grenelle, dont la profondeur est à 553 mètres et dont la température est de 35°, tout-à-fait en rapport avec sa profondeur.

Voilà donc comment on peut se faire une idée d'une source thermo-minérale. Dans une partie élevée des montagnes, des courants d'eau filtrent à travers les crevasses et les anfractuosités des roches pour s'enfoncer profondément dans la terre où elles se minéralisent et s'échauffent, puis ensuite se recourbant sur elles-mêmes, elles remontent vers la surface pour sourdre à un endroit plus ou moins éloigné de leur point de départ, de sorte que les plus chaudes, qui sont souvent les plus minéralisées, sont celles qui se sont enfoncées le plus profondément.

La température joue un grand rôle dans l'action curative des eaux : deux sources de même composition chimique, mais de température différente, n'auront point les mêmes vertus ; et j'établis au point de vue thérapeutique une grande différence entre la chaleur développée artificiellement dans de l'eau chauffée et celle d'une eau thermale naturelle, le degré étant le même. Quoique les ther-

momètres n'indiquent rien à cet égard : physiologi-
quement parlant bien entendu, je crois que l'on peut
pour la chaleur établir des distinctions comme il
en existe pour la lumière, qui a sur la vision une
influence fort différente, suivant qu'elle provient
du soleil, d'un courant électrique, de la combus-
tion d'un gaz ou d'un corps gras, etc. A un degré un
peu élevé de température l'homme supporte bien
mieux un bain thermal qu'un bain réchauffé. Il est
reconnu aujourd'hui que les eaux thermales sans
principes minéralisateurs appréciables produisent
des résultats qu'on ne peut obtenir avec l'eau
artificiellement chauffée.

Au Griffon même, nos eaux sulfurées ont une
odeur spéciale d'œufs durs, et sont d'une grande
limpidité, qu'elles soient plus ou moins chaudes et
plus ou moins chargées de soufre. Ce n'est qu'au
contact de l'air qu'elles prennent l'odeur d'œufs
couvés et qu'elles perdent leur transparence
pour devenir verdâtres ou laiteuses.

Luchon possède 48 sources sulfurées sodiques
dont la température varie entre 30° (source d'Étigny n° 2) et 66° (source Bayen), et dont la sulfuration varie également entre 0,0064 de sulfure de
sodium par litre (source Richard tempérée inférieure n° 1) et 0 gr. 0786 (Source de Bayen), et
Bosquet N. 3, 0,0915.

·En voici la nomenclature que nous empruntons à l'ouvrage de M. le docteur Lambron.

A. — SOURCES INFÉRIEURES JAILLISSANT DANS L'ÉTABLISSEMENT.

	Température au th. cent. Degrés.	Sulfuration par litre Grammes.
1 Richard tempérée inférieure nº 1	31	0,0064
2 Richard — nº 2		
3 Richard inférieure nᵒˢ 1 à 5	46,40	0,0546
4 Innominée du Nord nº 1	30	0,0138
5 Id. id. nº 2	31,75	0,0322
6 Grotte inférieure	52,20	0,0678
7 Romains	49,20	0,0588
8 Ferras inférieure nº 1	34,80	0,0589
9 Id. nº 2	37,80	0,0485

B. — SOURCES SUPÉRIEURES JAILLISSANT HORS DE L'ÉTABLISSEMENT A 5 MÈTRES AU-DESSUS DE SON ASSISE.

Groupe de la Terrasse.

	Température au th. cent. Degrés.	Sulfuration par litre Grammes.
10 Richard tempérée supérieure nº 1	38	0,0330
11 Richard Id. nº 2	32	0,0115
12 Richard nouvelle	50	0,0475
13 Azemar	53	0,0497
14 Reine } mélangées 56,50	55,25	0,0564
15 Bayen }	66	0,0786
16 Grotte supérieure	58,44	0,0491
17 Blanche	47,20	0,0368
18 Enceinte	49	0,0675
19 Ferras ancienne	34	0,0030
20 Ferras nouvelle	39.96	0,0211

		Température au th. cent.	Sulfuration par litre.
		Degrés	Grammes.
21	Etigny n° 1	48,34	0,0556
22	Etigny n° 2	30	0,0466
23	Source saline froide peu sulfurée	16 à 18	

Groupe du Bosquet.

24	La chapelle	38,7	0,0521
25	Bosquet n° 1	44	0,0521
26	Bosquet n° 2	43	0,0491
27	Bosquet n° 3	36	0,0915

Groupe de Sengez.

28	Ancienne Sengez	n° 1	31	0,0337
29	—	n° 2	42	0,0749
30	—	n° 3	28	0,0046
31	—	n° 4	28	0,0046
32	Nouvelle Sengez	n° 5	37	0,0153
33	Nouvelle Sengez	n° 6	33	0,0233
34	—	n° 7	31	0,0650

Groupe Bordeu.

35	Nouvelle Bordeu	n° 1	41	0,0334
36	—	n° 2	42	0,0632
37	—	n° 3	43	0,0325
38	—	n° 4	47	0,0324
39	—	n° 5	47	0,0397
40	—	n° 6	48	0,0620
41	—	n° 7	48	0,0736
42	Ancienne Bordeu	n° 8	53	0,0676

Groupe du Pré.

	Température au th. cent. Degrés.	Sulfuration par litre. Grammes.
43 Pré n° 1	62	0,0785
44 Pré n° 2	52	0,0656
45 Pré n° 3	43	0,0343
46 Pré n° 4	54	0,0663
47 Pré n° 5	52	0,0699
48 Pré n° 6	51	0,0749

D'après M. Filhol le principe actif de nos sources serait un mono-sulfure de sodium : et voici les éléments qui entrent dans leur composition :

Des sulfures

Des traces d'acide sulfhydrique

Des sulfates

Des traces sulfites et d'hyposulfites

Des chlorures

Des traces d'iodures

De l'acide silicique

Des silicates solubles

Des silicates insolubles

Des carbonates

Des phosphates

Des sels solubles de chaux

Des sels solubles de magnésie

Des sels insolubles de chaux

Des sels insolubles de magnésie

Des traces de fer
Des traces de magnésie
—   de cuivre
—   d'alumine
—   de potasse
Une matière organique
De l'oxygène
De l'azote.

Pour le docteur Fontan leur principe actif était un sulfhydrate de sulfure de sodium. Cette opinion est aujourd'hui défendue par M. le docteur Garrigou, qui donne à nos sources la composition suivante :

Du sulfhydrate de sulfure de sodium
Hyposulfite de soude
Acide sulfurique
Acide phosphorique (Traces).
Acide carbonique
Acide silicique
Acide borique
Alumine
Fer
Chaux
Magnésie
Potasse
Soude

Chlore,
Lithine (traces)
Antimoine (traces)
Plomb (traces)
Bismuth (traces)
Manganèse (traces)
Fluor (traces)
Matière organique
Cuivre...?

Les sources sont employées en boisson, bains, douches, gargarismes, pulvérisation, etc.

On utilise leurs vapeurs, au humage et à l'étuve.

Comme on le voit, Luchon n'a rien à envier à ses rivales des Pyrénées. Ses sources composent une véritable gamme chromatique, où se trouvent réunies les plus faibles sulfurations, et les plus fortes, des températures moyennes et des températures très-élevées. Aussi peut-on les utiliser dans une foule d'affections fort variées, et sont-elles supportées par des tempéraments tout différents.

Elles ont été réunies d'après leurs propriétés, en groupes, pour alimenter les bains, les piscines, les douches etc., les voici d'après leur degré de force.

1° SOURCE BLANCHE (Blanche proprement dite, et quelques filets des Sengez).

Très-douce, et sédative, avec du soufre en suspension.

2° SOURCE BOSQUET (source Bosquet proprement dite, et source La chapelle).

Douce à sulfuration légère.

3° SOURCE D'ÉTIGNY.

Douce à sulfuration moyenne.

4° SOURCE FERRAS (sources Ferras proprement dites et source Sengez).

Un peu excitante avec sulfuration légère.

5° SOURCE BORDEU (sources Bordeu proprement dites et sources du Pré).

Légèrement excitante avec sulfuration très-forte.

6° SOURCE RICHARD, ancienne et nouvelle (sources Richard proprement dites et source Azémar).

Moyennement excitantes avec sulfuration forte.

7° SOURCE GROTTE.

Excitante avec sulfuration forte.

8° SOURCE REINE.

Très-excitante avec sulfuration moyenne.

De plus dans les salles de bain on peut encore beaucoup modifier leur action par différents mélanges entr'elles, ainsi que par la durée et la température des bains.

Si l'on joint à tout cela, un climat très-sain, une altitude très-favorable, la présence d'une plaine assez étendue, enfin les avantages du chemin de fer pour les impotents et les personnes très-débilitées, on reconnaîtra sans peine que Luchon est la première station des Pyrénées.

Barégine.

On trouve au griffon de quelques-unes de nos sources une substance amorphe, gélatineuse, douce au toucher, quelquefois blanchâtre et translucide, ou noirâtre et opáque: On lui a donné les noms de glairine, barégine, pyrénéine, sulfurose, luchonine, etc..

Je ne veux point m'en occuper au point de vue de sa composition, ni de sa structure ; je dirai seulement que cette substance trouve son application thrérapeutique dans une foule de cas, notamment dans les affections de la peau, lorsqu'il y a gerçures, déchirures de l'épiderme et du derme et même des ulcérations; son action est réellement efficace, et moins excitante que celle des eaux.

Pour les vieux ulcères c'est un excellent topique, et ce remède banal a souvent fait de belles cures.

CHAPITRE II.

Avant d'étudier le pouvoir curatif de nos eaux, dans les diverses affections, nous allons jeter un coup d'œil rapide, sur leur action physiologique, c'est-à-dire sur les phénomènes qu'elles provoquent dans l'organisme sain, en passant en revue les différentes fonctions de l'économie.

Cette action varie suivant le mode d'administration, la quantité, et la qualité des sources. Celles-ci agissent d'après leur degré de sulfuration, leur thermalité et souvent d'après une action élective spéciale que ne peuvent expliquer ni la physique ni la chimie, mais que l'expérience seule fait connaître.

Sur le tube digestif :

Leur goût est franchement hépatique ; désagréable tout d'abord, il n'a rien de répugnant, et on s'y habitue très-vite. Elles excitent la salivation augmentent l'appétit, en déterminant la sécrétion du suc gastrique. On doit les prendre à jeun ou la digestion étant terminée ; si elles sont prises pendant le repas ou peu d'instants avant, elles provoquent de l'inappétence, des nausées et quelquefois des vomissements. Prises après le repas pendant le travail de la digestion leur action est encore plus intense et plus prompte. Dans les cas d'inflammation de la muqueuse gastro-intestinale, elles augmentent les douleurs et ne peuvent être supportées.

Prises en qualité raisonnable elles donnent un peu de constipation. Beaucoup de personnes, dès les premiers jours de leur arrivée, sont atteintes de diarrhée, qu'elles attribuent à l'eau sulfureuse, mais qui est, au contraire, occasionnée par les eaux potables de la localité, trop froides et pas assez oxygénées.

Si on augmente les doses outre mesure, elles ne tardent pas à devenir purgatives. Je crois volontiers dans ce cas qu'elles ne sont pas entièrement absorbées, et que le soufre qu'elles contiennent en dissolution, agit directement comme irritant sur la muqueuse intestinale et y provoque l'inflammation et l'hypersécrétion.

Sur les reins :

Elles agissent sur les reins, comme de puissants diurétiques et provoquent des urines plus abondantes, et plus limpides. Cette propriété est utilisée, dans des cas d'albuminurie.

Sur la circulation :

Elles augmentent un peu la fréquence des battements du cœur, et activent la circulation ; en délayant la fibrine du sang elles le font pénétrer plus facilement dans le réseau capillaire. A trop fortes doses, elles donnent des battements fatigants dans les artères temporales, des bourdonnements et des tintements dans les oreilles, de l'anxiété précordiale. Comme conséquence il faut les proscrire complétement dans les affections organiques du cœur. Elles augmentent en outre la richesse du sang en facilitant la formation des globules rouges.

Système nerveux

Leur action se fait promptement sentir sur le

système nerveux en y produisant un éréthisme général ; aussi peut-on à juste raison la comparer à celle du café. C'est à elle surtout qu'est dû ce remontement général, dont parle Bordeu. De là leur remarquable efficacité dans les cas d'affaiblissement, causé par des excès de tout genre, et succédant à une surexcitation factice de l'influx nerveux, et dans le lymphatisme. De là, aussi les conséquences à tirer pour leur emploi chez les personnes nerveuses et impressionnables. Elles sont formellement contr'indiquées dans les inflammations aiguës de la moelle épinière, du cerveau et de leurs enveloppes, de même que dans le ramollissement de ces organes.

Nous rattachons à leur action sur le système nerveux, celle qu'elles exercent sur les organes génitaux ; elles sont fortement aphrodisiarques, déterminent des érections fréquentes chez l'homme et provoquent dans les deux sexes les désirs maritaux. Cette action est très-complexe et s'explique de différentes façons d'abord par la suractivité imprimée au système nerveux, ensuite par leur influence sur la circulation du bassin, et des organes qui y sont contenus ; elles y déterminent de la congestion ; enfin par l'irritation et le prurit qu'elles occasionnent au prépuce et au gland chez l'homme, aux grandes et petites lèvres chez la femme, irritation qui va quelquefois jusqu'à une éruption de vésicules herpétiques si le sujet y est tant soit peu prédisposé.

Sur la peau et sur les muqueuses.

Nous terminerons par leur action sur la peau et sur les muqueuses. En général, elles entraînent la vie et le mouvement du centre à la périphérie. De là une action manifeste sur toutes les muqueuses et sur la peau ; elle s'exprime par la suractivité imprimée à la circulation capillaire.

A la peau elles déterminent une augmentation de sensibilité, des démangeaisons, des rougeurs et quelquefois même une éruption spéciale ; aux muqueuses, de la congestion de l'hypersécrétion et une légère inflammation.

CHAPITRE III.

ACTION CURATIVE EN GÉNÉRAL. — FIÈVRE THERMALE.

« On pourrait peindre en trois mots, dit le doc-
« teur A. Fontan, l'action des eaux sulfureuses :
« 1° augmenter et réveiller le mal ; 2° le déplacer ;
« 3° l'user (1).»

Les eaux de Luchon sont tout d'abord excitantes ; d'une affection chronique, durant depuis
longtemps, et manquant de toute réaction favorable, elles font une affection aiguë, vivant avec plus
d'activité, et par conséquent, plus facile à guérir.

Elles décèlent des affections latentes, comme la
syphilis larvée par exemple ; elles font suppurer
des plaies sèches depuis longtemps, mais mal cica-

1. Recherches sur les eaux minérales des Pyrénées.

trisées. Elles augmentent les sécrétions nasales, bronchiques.

Ensuite l'affection s'use pour ainsi dire par sa trop grande vitalité, et après avoir été excitantes, nos eaux deviennent résolutives.

Elles déplacent les affections : lorsque les manifestations d'une diathèse se sont portées sur un organe interne et essentiel à la vie, elles transplantent ces manifestations et les font apparaître sur un organe moins important où elles feront moins de ravages (de même que l'on atténue le processus inflammatoire du parenchyme pulmonaire, en enflammant la surface cutanée à l'aide d'un vésicatoire); puis ces dernières manifestations produites, elles les font disparaître avec autant de facilité qu'elles les avaient fait naître.

Quoique l'on puisse à la rigueur, comme le dit M. le docteur Durand-Fardel, traiter à une même source sulfurée sodique, tous les cas spéciaux qui vont à d'autres sources d'analogie un peu variable, il n'en est pas moins vrai que la clinique et l'expérimentation ont consacré certaines sources privilégiées à des maladies bien déterminées. C'est ainsi que les Eaux-Bonnes ont la spécialité de la phthisie pulmonaire : Barèges des plaies par armes à feu : Saint-Sauveur des affections utérines, Luchon, des affections cutanées.

Mais au traitement des maladies de la peau, ne s'arrêtent pas les ressources thérapeutiques de nos eaux.

Celles qui sont fortes comme la Grotte, la Reine, Bayen, etc., etc., peuvent rivaliser avantageusement avec celles de Barèges.

Les sources du Pré très-thermales et très-riches en monosulfure de sodium, conviennent admirablement aux pharyngites granuleuses, aux laryngites, aux catarrhes pulmonaires.

La Blanche; douce et sédative, aux affections de l'utérus chez les personnes névropathiques.

La phthisie pulmonaire est heureusement amendée par les sources Ferras, et par celle du Pré n° 2.

Les rhumatismes, la scrofule, les ulcères, les fistules, etc... obtiennent aussi les meilleurs résultats.

Inutile de parler ici de la syphilis, car notre station a acquis dans le traitement de cette cruelle affection une notoriété qu'aucune autre ne peut lui disputer.

On a prétendu qu'à Luchon la période d'excitation était plus lente à se manifester qu'ailleurs : que souvent même elle ne survenait qu'après la saison. Il y a erreur, cela n'est point le fait de nos eaux, mais de la méthode de traitement que suivent certains médecins. Ils ont, en effet, l'habitude de commencer toujours par les sources les plus faibles pour arriver insensiblement et graduellement aux sources fortes ; de cette manière, l'affection attaquée trop mollement, s'exaspère trop tard. Il me semble que ce n'est pas remplir les indications d'un traitement sulfureux.

La première chose à provoquer d'après les propriétés mêmes de nos eaux, c'est en effet l'excitation pour arriver plus tard à la résolution. Aussi ai-je l'habitude de commencer par des sources excitantes, *bien entendu, autant que peuvent les supporter les différents malades*, la plus grande prudence étant toujours ma règle ; puis, l'excitation désirée étant survenue, je viens graduellement à des sources plus douces ; et, de cette façon les malades ne partent pas au milieu de l'excitation thermale, c'est-à-dire à la moitié du traitement, comme il arrive dans le premier cas.

Je reconnais néanmoins, que dans certaines affections, comme la tuberculose, on a les plus grands ménagements à garder, et qu'alors il faut débuter par les plus faibles doses, et les sources les plus douces ; mais ce n'est pas la règle.

Fièvre thermale.

L'eau sulfureuse, prise en trop grande quantité,

finit par occasionner un mouvement fébrile prononcé, auquel on a donné le nom de fièvre thermale.

Cette fièvre se manifeste par de la courbature générale, de la lourdeur à la tête, des frissons plus ou moins prolongés, prurit à la peau, perte complète d'appétit, insomnie avec agitation nerveuse très-marquée.

Des auteurs prétendent qu'il faut la provoquer pour retirer profit de la cure. Ce n'est nullement notre opinion. Pour nous la fièvre thermale indique une sursaturation, une espèce d'empoisonnement, occasionné par un médicament pris en trop grande quantité.

Faire naître la fièvre thermale pour combattre une affection quelconque, me paraît aussi peu pratique, que pousser jusqu'à la cachexie mercurielle, dans le but de guérir la syphilis.

L'avantage le plus clair que nous lui reconnaissions est souvent de compromettre le traitement. En effet il faut alors le suspendre quelques jours, et souvent même on est obligé, de débarrasser du principe sulfureux absorbé, par les émollients et les purgatifs. On ne doit ensuite le reprendre qu'avec la plus grande prudence, le malade ne jouissant plus de la tolérance antérieure. Il y a par conséquent perte de temps, et souvent le bai-

gneur rebuté, s'empresse de cesser toute médication, et de quitter une station qu'il juge comme lui
étant défavorable.

On doit donc éviter de dépasser la saturation ;
c'est au médecin d'apprécier à quel degré il doit
s'arrêter. Disons en terminant que la plupart des
fièvres thermales naissent chez les malades, qui se
traitent eux-mêmes, ou, chez ceux, qui, espérant
guérir plus vite, doublent ou triplent les doses
ordonnées.

Lorsque cette fièvre est légère, elle a une durée
de 48 heures et disparaît seule, dans d'autres cas,
elle peut se prolonger et demander un traitement
spécial.

C'est le seul accident que l'on ait constaté résul-
tant de l'emploi exagéré de nos eaux ; je parle chez
les hommes sains, mettant à part ceux qui sont
atteints de phthisie avancée, d'affections organiques du cœur, de ramollissement des centres nerveux, chez lesquels de faibles doses peuvent occasionner les troubles les plus funestes.

Nous allons, maintenant, parcourir les maladies,
que l'on traite à Luchon.

Au lieu de décrire, ensemble, les affections, qui
attaquent un même organe, j'ai cru mieux faire en
réunissant par groupe toutes les manifestations

2

appartenant à une même diathèse et se portant à telle ou telle partie du corps.

Cette façon de procéder, me paraît plus logique, et plus en rapport avec les données actuelles de la science.

Je parlerai donc séparément de l'herpétisme, de la scrofule, de la syphilis, des arthritides ; puis, j'ai décrit à part les autres maladies, qui ne se rapportent à aucune de ces divisions.

CHAPITRE IV.

TRAITEMENT DE L'HERPÉTISME, ET DE SES DIFFÉRENTES MANIFESTATIONS.

Pour nous, l'herpétisme est une diathèse toujours héréditaire, dont les manifestations principales consistent en éruptions, et inflammations, soit du côté des téguments externes, soit du côté des muqueuses, principalement celles de l'appareil respiratoire, et en névroses et névralgies. Il se rencontre souvent chez les tempéraments dits névropathiques.

M. Durand-Fardel, l'éminent hydrologiste, dit dans ses ouvrages, que les eaux sulfurées sodiques sont le spécifique des manifestations herpétiques. Nous admettons son opinion sans réserve, tout en reconnaissant que l'arsénic en est aussi un puissant modificateur.

Contre ces affections, Luchon jouit d'une réputation devant laquelle s'inclinent les autres stations de même ordre, et qui va toujours croissant. Les sources fortes, en effet, déracinent les herpétides les plus invétérées, comme le psoriasis, et les sources faibles comme Ferras et la Blanche réussissent bien dans les névroses.

Nous allons successivement passer en revue les manifestations si variées de cette diathèse en commençant par celles de la peau.

Manifestations herpétiques du côté de la peau.

Nous les diviserons en aiguës et chroniques.

Parmi les premières nous rangeons la roséole miliaire, l'eczéma rubrum, l'urticaire, les différentes variétés d'herpès, præputialis, labialis, etc., etc.

Nos eaux ne sont pas indiquées contre ces affections aiguës ; on ne doit y avoir recours qu'après des récidives ennuyeuses.

Mais pendant leur apparition, il faut bien se garder de nos bains sulfureux, car on exaspérerait le mal inutilement. Il faut s'attaquer à la diathèse elle-même, qui en est la cause, et non à sa manifestation.

Dans ce cas, nos eaux occasionnent tout d'abord une légère récidive, qui se fait remarquer par sa courte durée : elles agissent alors par substitution.

Souvent chez les personnes herpétiques, n'ayant pas encore présenté ces petites affections, elles les font naître ; mais cela ne présente aucune gravité, c'est simplement une preuve de leur efficacité.

J'arrive maintenant aux herpétides chroniques, si tenaces, qui font le désespoir des malades et des médecins, contre lesquelles la pharmacie est impuissante, ou reste purement palliative. Contre elles les eaux fortes de Luchon, employées avec discernement, grâce aux nombreuses ressources de notre établissement, opèrent des cures qui paraissent miraculeuses.

L'eczéma chronique, qui s'accompagne de démangeaisons intolérables, d'un prurit continuel, et d'une abondante sécrétion, faisant place à une forte exfoliation, et qui est souvent compliqué de psoriasis guttata, doit être traité par les bains surtout. C'est au médecin seul à en donner la composition, habituellement il faut des mélanges riches en soufre tout en étant peu excitants. Si l'eczéma s'enflamme un peu trop, on se trouvera bien de l'amidon ajouté au bain. En même temps il faudra en diminuer la durée ou la température. Si le sujet est très-irritable, les sources les plus sédatives avec une basse température doivent être seules employées.

Enfin, si l'estomac le permet, on boira aux

sources dont l'action se fait surtout sentir sur la peau.

L'arsenic à l'intérieur est un excellent adjuvant, et on ne doit point le négliger; d'autant plus qu'administré pendant le traitement sulfuré, il est mieux supporté, peut se prendre à plus fortes doses sans fatiguer l'estomac.

Si l'affection est ancienne et torpide, quelques douches en pluie à basse température et de courte durée, ainsi que quelques étuves, seront très-utiles et hâteront la guérison.

Le *Pityriasis*, si désagréable par ses démangeaisons est fort tenace, malgré son peu de gravité. Souvent il faut employer un traitement long et énergique, avoir recours à des sources un peu fortes et excitantes. Dans ce cas non-seulement les bains, mais les douches en pluie sont indiquées; la température devra être plus élevée que dans les cas précédents.

S'il siége à la figure, on se trouvera bien de lavages souvent répétés et surtout des douches pulvérisées. La variété désignée sous le nom de pityriasis rubra est habituellement plus vite modifiée. Les porteurs de cette affection sont quelquefois nerveux et irritables, aussi tout en faisant un traitement un peu énergique, faut-il observer de la

prudence, pour ne pas réveiller des névralgies souvent très-douloureuses.

Le psoriasis et les herpétides papuleuses, le prurigo et le lichen, demandent un traitement encore
plus complet, souvent très-long, car ici, le mal
offre une ténacité des plus prononcées.

Il faut d'abord les sources fortes et excitantes
pour réveiller l'activité de la peau, l'enflammer
même, afin d'obtenir la résolution. Les bains à
température un peu élevée, très-riches en soufre,
excitants, ainsi que les douches à pommes d'arrosoir et très-chaudes, devront être combinés avec
les étuves pour amener de bons résultats. En boisson, les eaux de la Reine ou de la Grotte. Une fois
la période d'acuité déterminée, il faut un traitement moins énergique; éloigner les étuves; les
douches seront moins chaudes et à moindre pression, les bains seront mélangés de sources très-sulfurées, et de sources douces; car le traitement
devant être long il est indispensable de ne pas
provoquer la fièvre thermale. Pour ces formes
d'herpétides, il faut bien compter une quarantaine
de jours, et une seule saison est habituellement
insuffisante.

De plus, dans toutes ces affections cutanées, il
est nécessaire de suivre un régime sévère : point
de viandes salées, point de charcuterie, point d'é-

pices dans les aliments, point de poissons de mer, ni de coquillages surtout, ni de crustacés : point de café ni de liqueurs ni de vins alcooliques ; il faut s'en tenir au vieux vin de Bordeaux. Je ne proscris pas complétement les viandes noires, mais il faut insister surtout sur le régime végétal et les viandes blanches. Comme je l'ai dit à propos de l'eczéma, l'emploi de l'arsenic à l'intérieur peut être utile.

Je terminerai par les herpétides dites malignes, bien plus graves encore que celles que nous avons vues à cause de la cachexie qui les accompagne : *urticaire chronique*, *pemphigus* et l'*herpétide exfolliatrice*.

Dans ces cas une seule saison est insuffisante, plusieurs sont nécessaires. Les malades étant très-affaiblis, demandent les plus grands ménagements; il faut peu à peu les habituer au traitement sulfureux, en commençant par les sources faibles peu minéralisées, par des bains de courte durée, pour arriver ensuite à d'autres sources plus actives et plus efficaces.

En même temps on appellera l'hygiène à son secours. Un exercice modéré, le grand air, des aliments très-nutritifs, de bon vieux vin, sont des auxiliaires indispensables. Point d'eau sulfureuse en boisson, si l'estomac s'en trouve tant soit peu indisposé, des bains seulement.

Si ces graves affections ne trouvent point leur guérison complète, elles sont au moins heureusement modifiées, et on relève des forces épuisées.

Manifestations herpétiques des muqueuses

La diathèse qui nous occupe a une prédilection marquée pour la muqueuse du pharynx.

L'angine granuleuse, cette affection si bien décrite par M. Guéneau de Mussy, est le plus souvent de nature herpétique.

Elle occasionne une sécheresse à la bouche des plus pénibles, ainsi qu'une âcreur à la gorge fort désagréable. On éprouve comme une espèce d'étranglement. Elle s'accompagne d'une toux sèche et fatigante et souvent le malade rejette un mucus épais, qui quelquefois se réunit en petits grumeaux. La muqueuse pharyngienne apparaît comme grossièrement chagrinée. Cette affection est commune à beaucoup de fumeurs. La fumée de tabac, surtout celle des cigarettes, aide beaucoup à son développement et nuit à sa guérison.

Il n'y a pas très-longtemps qu'on la soigne à Luchon, ceux qui en étaient atteints, se rendant habituellement à Bonnes ou à Cauterets. Mais l'expérience de chaque jour montre que pour cette maladie, nos sources du Pré si riches en monosulfure de sodium et en sulfites et hyposulfites sont sans rivales, et le nombre de nos malades augmenterait encore bien davantage si notre installation était plus luxueuse.

Le traitement le plus important est la douche pulvérisée. C'est au médecin à indiquer le nombre et la durée de ces douches, ainsi que leur percussion et leur température. Lorsque la gorge est devenue enflammée, que la rougeur est plus vive, que les granulations même sont hypertrophiées il y a quelques modifications à apporter au traitement afin de ne pas pousser trop loin cette inflammation, nécessaire au début.

En boisson, les sources du Pré, en quantité variable, suivant les cas et les tempéraments de chacun. Gargarismes fréquents avec la source du Pré n° 1 et faits d'après les indications que j'ai données au chapitre IV.

On peut aussi prendre quelques bains, comme modificateurs généraux, mais insister surtout sur les douches pharyngiennes.

Les fumeurs qui voudront se guérir, devront renoncer au tabac pour quelque temps, et à la cigarette pour toujours.

Les inflammations chroniques du larynx et des

bronches sont souvent dues à l'herpétisme. Dans ce cas il n'est pas rare de les voir alterner avec des éruptions du côté de la peau. Nos eaux déterminent souvent ce dernier phénomène, qui est de très-bon augure.

Ce que nous allons dire ici sur le mode de traitement, s'appliquera également à toutes les laryngites et bronchites chroniques quelle qu'en soit la cause, j'en excepte, toutefois, la laryngite tuberculeuse.

Le traitement consistera : 1° en boissons les différentes sources, *du pré* surtout ; et les sources *Ferras ancienne, nouvelle, inférieure*, etc., pour les constitutions faibles ; quantité variant suivant l'âge et la force des personnes, depuis 1/4 de verre jusqu'à trois verrées tout au plus. Bains de courte durée avec des sources douces, mais plus ou moins minéralisées ; douches sur le haut de la poitrine : quelques piscines.

On aspirera l'eau sulfureuse réduite en poussière très-fine à l'aide de l'appareil de M. Sales-Girons. Mais on insistera surtout sur le humage, que je préfère dans ce cas, les vapeurs sulfurées pénétrant plus loin et plus facilement, et ayant aussi plus d'action sur les muqueuses. Il faudra s'entourer des précautions que j'ai énumérées dans les conseils aux baigneurs.

Les premiers effets de l'eau, sont d'augmenter l'irritation. Dans les laryngites, quand il y a gonflement des cordes vocales la voix devient encore plus sourde. Les sécrétions bronchiques augmentent beaucoup, la bronchorrhée peut devenir très-abondante ; mais on expectore facilement et sans douleur. Les crachats sont moins épais, plus aérés ; ils prennent souvent une teinte verdâtre.

Les malades ont à garder les précautions suivantes : ne pas fatiguer le larynx par des conversations prolongées, ou des efforts de voix : éviter le refoidissement et la fraîcheur du soir, mais, pour cela, il est inutile de porter trop loin l'excès des soins, en se chargeant le cou d'énormes foulards. Il est bon aussi de se promener souvent et longtemps dans les galeries de l'établissement.

L'herpétisme se manifeste également dans le conduit auditif externe en y déterminant une inflammation chronique.

Cette particularité n'avait point échappé au Dr A. Fontan, qui en avait même fait un caractère pathognomonique de la diathèse. La muqueuse est enflammée, mais non point d'une façon suppurative, comme dans la scrofule, au contraire elle est sèche et présente de l'exfoliation ; on dirait du pityriasis. Souvent le tympan est malade lui aussi, d'où ces surdités passagères, ou permanentes s'il est perforé. La surdité est d'autant plus fréquente qu'il y a souvent un coryza chronique entraînant l'hypertrophie de la muqueuse de la trompe d'Eustache et souvent son oblitération.

Le traitement local sulfureux donne de bons résultats. Il consiste à injecter de l'eau thermale dans le conduit auditif, à y faire pénétrer de l'eau finement pulvérisée, mais surtout des vapeurs qui agissent beaucoup plus efficacement encore. Il est souvent nécessaire de pratiquer le catéthérisme de la trompe d'Eustache et d'y faire des injections sulfurées.

Les blépharites chroniques herpétiques sont heureusement modifiées par des lavages fréquents avec l'eau de la source des *Romains* qui jouit d'une réputation des plus anciennes, ainsi que par les douches pulvérisées.

L'ozène ou coryza chronique, affection si ennuyeuse par l'odeur fétide qu'elle occasionne, et par sa ténacité contre toute espèce de traitement est toujours amélioré par les eaux de Luchon et souvent guéri, si les lésions ne sont pas trop étendues, et si sa cause est uniquement l'herpétisme. Il faut l'attaquer vigoureusement par des injections des eaux les plus fortes, les plus excitantes, les plus thermales et les plus riches en soufre, de plus faire pénétrer, en fermant la bouche, par l'aspiraration la même eau de façon qu'elle baigne complétement les fosses nasales.

Il faut aussi faire de fréquentes stations au humage, car les vapeurs ont au moins autant d'action que l'eau et beaucoup plus de pénétration. Un traitement bien fait amène des résultats inespérés ; la guérison est certaine s'il y a simplement hypertrophie et hypersécrétion de la muqueuse avec de légères ulcérations : elle est douteuse si les ulcérations sont étendues et profondes, mais quelquefois même ces dernières se cicatrisent complétement.

Du reste, contre cette désagréable infirmité le traitement sulfureux est le seul qui ait chance de réussir.

Lorsque la diathèse porte sur l'estomac, elle occasionne une *dyspepsie* spéciale très-douloureuse et qui résiste aux traitements habituels, quelquefois même est exaspérée par eux. Dans ce cas les eaux sulfureuses (à Luchon, *la source du Pré*, n° 2 surtout) non-seulement sont bien supportées, mais même elles la guérissent et rétablissent les fonctions digestives. Ceci est d'autant plus remarquable, que dans toutes les autres affections de l'estomac, gastrites, gastralgies, dyspepsies, etc., etc. non-seulement les eaux sulfurées sont mal supportées, mais elles sont même très-nuisibles.

Il y a en cela un antagonisme très-remarquable entre elles et les eaux bicarbonatées sodiques.

Le diagnostic de cette affection est habituellement éclairci par des herpétides cutanées existant simultanément.

Je parlerai plus loin de l'herpétisme s'implantant sur les autres muqueuses, uréthrale, vaginale, utérine, etc.

Lire les observations à la fin du volume.

CHAPITRE V.

DES ARTHRITIDES. — DES AFFECTIONS CUTANÉES

PARASITAIRES.

Nous avons dit que les eaux de Luchon conviennent à toutes les affections de la peau. Il est pourtant un point controversé. Conviennent-elles à celles qui sont liées à l'arthritis! Sans ranger parmi elles toutes les affections cutanées qu'y place M. le docteur Bazin, nous avouons être de son école et nous reconnaissons comme de nature arthritique certaines variétés d'*intertrigo*, de *prurigo*, de *pemphigus*, de *couperose*, de *cnidosis*, de *mentagre*, d'*eczéma*. Je n'entends parler bien entendu que de ces affections passées à l'état chronique.

Eh bien! dans ces cas nous pouvons affirmer que nos sources sont souvent utiles et quelquefois même nécessaires. M. Bazin reconnaît lui-même qu'elles sont utiles dans les cas où la diathèse arthritique se trouve associée à la diathèse scrofuleuse ou a été précédée de scrofule.

D'autres fois aussi elle est liée si intimement à l'herpétis, que les praticiens peuvent être embarrassés sur le diagnostic. De plus dans les arthritides enracinées chez des sujets affaiblis, non-seulement les eaux alcalines n'agissent pas, mais elles sont même contre-indiquées à cause de leur action débilitante.

Dans ces cas, nos eaux sont clairement indiquées.

Nous convenons parfaitement avec l'illustre médecin de l'hôpital Saint-Louis, que le spécifique de l'arthritis, est le traitement alcalin ; mais d'abord quelques-unes de nos sources sulfureuses sont alcalines, et le deviennent encore davantage au contact prolongé de l'air extérieur ; et, en outre, dans ce cas, elles agissent surtout par leur action purement locale sur la peau.

Aussi ai-je l'habitude, dans ces constitutions d'associer les préparations alcalines à l'intérieur, et d'ajouter du carbonate de soude à l'eau de bain.

L'action est surtout locale, avons-nous dit. Nos sources raniment les arthritides, y déterminent une vitalité nouvelle qui s'épuise plus rapidement. Elles modifient le caractère chronique pour le changer en aigu, et si elles ne sont pas toujours suffisantes pour amener une guérison complète, au moins elles y contribuent beaucoup, car après elles, l'action du traitement alcalin est manifestement plus efficace.

Le traitement que nous conseillons se base sur notre manière de voir. Tenant peu de compte du traitement général nous croyons qu'il est inutile d'employer l'eau sulfurée en boisson, d'autant plus que l'estomac des arthritiques la supporte mal ; et s'il y a tant soit peu de dyspepsie, elle est nuisible.

Nous ordonnons les bains avec nos sources qui sont les plus riches en sulfites et hyposulfites alcalins, les douches pulvérisées chaudes et aussi des bains de vapeur.

Les sujets porteurs de ces affections, étant assez souvent d'un tempérament sanguin, et présentant quelquefois des troubles du côté de l'appareil circulatoire, le traitement doit être fait avec ménagement. Car, par suite de l'action excitante de nos eaux sur la circulation et ses organes, il pourrait résulter des inconvénients d'un traitement trop énergique. Les malades se trouveront bien de l'usage des eaux de Vichy ou de Vals à leur repas.

Affections parasitaires

Les sources de Luchon sont utiles contre certaines affections parasitaires, non pas en détruisant l'animal ou le végétal parasite qui les entretient, ce résultat est trop rarement obtenu pour qu'on y compte, mais surtout, en agissant sur les éruptions prurigineuses provoquées et en réparant les forces de l'économie souvent déprimées.

M. le docteur Lambron affirme que l'acarus de la gale est tué en quelques jours par l'eau sulfureuse ; nous avons des exemples qui prouvent le contraire. Nous avons vu des malades venant nous consulter à la fin de leur traitement, porter des acarus fort vicaces et fort gênants, quoiqu'ils eussent suivi un traitement sulfureux des plus énergiques mais inutile, la cause de l'affection ayant été méconnue.

CHAPITRE VI

SCROFULE ET LYMPHATISME.

Les eaux chlorurées sodiques sont regardées comme spécifiques de la scrofule ; néanmoins les sulfurées sodiques fortes et celles de Luchon spécialement, agissent très-bien contre elle et souvent elles sont nécessaires pour corroborer l'effet des premières. Par leur action excitante elles réveillent ces natures atoniques et sans réaction.

Le scrofule se porte surtout, sur les ganglions lymphatiques, sur le tissu osseux, sur la peau et le tissu cellulaire sous-jacent, et sur certaines muqueuses.

Nous allons d'abord parler du traitement général, qui convient à tous les scrofuleux, quelle que soit la manifestation dont ils sont porteurs, et ensuite nous décrirons le traitement spécial de chaque manifestation.

Ce que nous allons dire ici peut également s'appliquer au lymphatisme que nous regardons comme le premier degré de la scrofule.

Les scrofuleux et les lymphatiques, offrent habituellement la plus grande tolérance pour les eaux sulfurées. On peut leur en administrer à fortes doses sans crainte de voir survenir les accidents qui arrivent aux tempéraments nerveux et sanguins. Aussi pour eux faut-il tout d'abord les excitants.

Dans ce cas les grandes douches sur tout le corps, les douches jumelles et écossaises conviennent admirablement.

Les piscines sont surtout indiquées, en alternant les petites piscines chargées de principes sulfureux avec la grande où l'on peut se livrer à un exercice salutaire.

Les bains se composeront de sources à la fois très-excitantes et très-sulfurées, on pourra y ajouter du chlorure de sodium pour renforcer l'action du soufre.

En boisson, également, les sources fortes la Reine, la Grotte, le Pré n° 1, autant que l'estomac pourra les supporter.

En même temps je recommande de l'exercice le

plus possible dans les montagnes, des courses à pied, à cheval et en voiture, avec une alimentation très-riche, viandes noires, vins généreux, du café, etc.

Le traitement doit être long et continué plusieurs années, pour modifier l'économie. Il est bon d'alterner les bains sulfureux avec les bains de mer.

Nous allons maintenant passer en revue le traitement qui s'applique aux différentes manifestations strumeuses.

L'adénite est incontestablement la lésion la plus fréquente. Les ganglions s'enflamment lentement et sans douleur; ils forment souvent des masses glandulaires plus ou moins volumineuses, bosselées, indolentes, pouvant rester longtemps stationnaires, ou marchant à la suppuration, si une cause extérieure y développe une inflammation aiguë, ou encore elles peuvent se résoudre.

Les eaux de Luchon en provoquant ces deux derniers résultats amènent la guérison.

Si les engorgements sont anciens et indurés, il faut les attaquer par des douches en pluie, à haute température, et avec une pression aussi forte qu'elle pourra être supportée. En même temps, on prendra les bains prolongés avec les sources riches en soufre, et excitantes. Dans ce cas il se détermine une franche inflammation suivie de suppuration, et toute la tumeur s'élimine de cette façon.

D'autres fois lorsque l'affection est moins avancée la tumeur se ramollit, une vitalité très-grande s'y développe, et elle finit par se résorber tout entière. Lorsque ces tumeurs se sont abcédées, on cesse les douches, mais on continue à les baigner, et de plus il est bon d'introduire, par injection, de l'eau sulfureuse, qui active encore l'inflammation, lui donne une marche plus rapide, et surtout, en faisant naître les bourgeons charnus, empêche la persistance des décollements et des trajets fistuleux longs à guérir, et qui, autrement, sont la règle.

Habituellement les manifestations cutanées de la scrofule se font remarquer par leur marche lente, mais continue; souvent elles altèrent profondément la peau, et laissent les traces indélébiles de leur passage, je veux parler de ces scrofulides tuberculeuses et rongeantes, comme le lupus.

Les eaux de Luchon ont une grande efficacité contre les scrofulides; elle est d'abord due au changement général qu'elles provoquent dans la constitution, et aussi à leur action spéciale sur la peau. C'est à cette dernière action que Luchon doit de réussir mieux dans ce cas que les eaux chlorurées elles-mêmes.

On voit promptement les surfaces malades s'enflammer, leur coloration devient plus vive, une vie nouvelle s'y fait. Les parties ulcérées perdent leur teinte blafarde pour se revêtir de bourgeons rosées.

Les bains prolongés sont surtout nécessaires avec les sources très-sulfurées que l'on devra tempérer si l'action était trop forte. On emploiera les douches en arrosoir dont on variera la température et la pression suivant les cas.

Il est bon quelquefois d'avoir recours, aux étuves mais ce moyen a le grand inconvénient de trop affaiblir les constitutions lymphatiques, aussi ne doit-on en user qu'avec modération.

En même temps le traitement général ne sera pas négligé.

Les arthrites strumeuses, arrivées à un degré avancé, comme les tumeurs blanches, obtiennent par l'emploi de nos sources des résultats inespérés.

Elles sont plus efficaces que la cautérisation au fer rouge, et aussi, moins désagréables. On les voit réussir dans des cas où ce moyen puissant, mais barbare, avait échoué. Combien d'ankyloses n'empêcheraient-elles pas, si les malades nous arrivaient plus tôt, avant que l'articulation ne soit complétement immobilisée! bien plus, combien d'amputations pourraient être évitées par leur emploi!

Dans ce cas il faut un traitement complet ; aux bains, on associera les douches à piston d'abord, en pluie ensuite, les massages souvent répétés et surtout les étuves locales.

L'ankylose une fois produite, il est bien entendu que nos sources ne peuvent qu'assainir en quelque sorte l'articulation, et prévenir ces abcès articulaires, qui souvent nécessitent l'amputation.

Les affections osseuses de nature scrofuleuse, périostite, ostéite, ostéo-myélite, demandent également l'usage de nos eaux les plus sulfurées et les plus excitantes appliquées en bains, douches, injections et lavages fréquents pour les trajets fistuleux.

Quant aux inflammations chroniques des muqueuses du nez, du pharynx, de la conjonctive, le traitement local est le même que celui que j'ai indiqué pour ces mêmes inflammations de nature herpétique, chapitre IV.

Lire les observations à la fin du volume.

CHAPITRE VII

DE LA SYPHILIS.

Il n'est pas besoin d'insister sur la gravité de cette affection, et sur ses conséquences éloignées mais fatales, pour encourager ceux qui en sont atteints, à ne rien négliger afin de s'en débarrasser complétement. Ils savent trop bien qu'ils n'ont pas seulement à redouter les accidents présents mais aussi les futurs, souvent plus graves encore.

En outre, on craint non-seulement pour soi, mais aussi pour ses descendants.

Un syphilitique n'éprouvant plus aucune douleur ni aucun accident peut cependant procréer des enfants, qui mourront dans le sein de leur mère, emportés par la cruelle maladie, ou, qui viendront au monde couverts de syphilides pour succomber en quelques jours. Ce n'est donc pas une garantie suffisante de guérison que de ne plus ressentir aucun accident de la maladie, car la diathèse n'en persistera pas moins, et saura bien un jour se dévoiler de nouveau.

Partout on peut guérir de la syphilis, mais on ne peut pas avoir la certitude complète de la guérison. Cette certitude ne s'acquiert que dans une station d'eaux sulfureuses fortes. Aussi nos eaux devraient-elles être encore plus souvent employées comme pierre de touche, que, comme moyen curatif. Au point de vue du mariage, il est en effet de la dernière importance d'être complétement rassuré sur son état de santé.

Nous disions tout à l'heure qu'un syphilitique ne présentant plus aucun symptôme, mais encore néanmoins sous l'influence de la diathèse, engendrait un enfant contaminé, mais de plus par cet enfant il communiquera la maladie à sa femme, et alors où s'arrêtera la contagion?

Beaucoup de médecins n'admettent pas l'influence infectieuse de l'enfant sur la mère, mais la pratique vient malheureusement la démontrer, et du reste rien de plus facile à s'expliquer.

Pendant la gestation en effet, le fœtus reçoit le sang de la mère, il se l'approprie : une partie sert à sa nutrition et à son développement, et l'autre partie retourne dans la circulation veineuse de la mère. Mais en passant par les vaisseaux de l'enfant infecté de virus syphilitique, ce sang lui-même s'est chargé de parties virulentes qui porteront leur poison dans la circulation de la mère. Car de même qu'une glande atteinte de cancer contamine l'économie toute entière, de même l'utérus renfermant des germes infectants contamine, lui aussi, tout l'organisme.

Ce point de vue est des plus sérieux, car le diagnostic dans ce cas est embarrassant. Le père paraissant guéri, on se demande quelle est la cause d'une maladie qui attaque toute une famille, et qui fait des ravages d'autant plus graves, qu'elle est plus méconnue.

On voit qu'un traitement, qui donne une certitude complète de guérison, vaut bien la peine qu'on l'entreprenne.

Mais de plus, à l'aide de nos eaux, on guérit plus rapidement qu'avec le traitement spécifique ordinaire, et sans le moindre danger. Souvent en effet, le mercure, en détruisant les accidents syphilitiques, en engendre d'aussi terribles. Ceux-ci sont complétement conjurés par les eaux sulfurées. Grâce à elles, on peut prendre de fortes doses mercurielles, sans avoir à redouter ni salivation, ni délabrement d'estomac, ni les suites bien plus redoutables de l'intoxication.

Dans le traitement de cette cruelle affection, Luchon s'est acquis sur les autres stations sulfurées sodiques, une vogue incontestée, qui s'explique par la richesse en principes sulfureux de ses sources, leur thermalité et leur grande variété ; variété, qui les rend applicables à tous les températments, ainsi que par son installation balnéaire.

De plus les syphilitiques ont besoin de beaucoup de distractions et d'exercice. Quelques-uns sont mélancoliques et hypochondriaques, et s'il n'y a pas autour d'eux de quoi chasser les idées noires, leur constitution se rétablit beaucoup plus lentement. A ce point de vue notre station a été favorisée par la nature, et elle réunit ainsi les meilleures conditions accessoires.

Comment agissent nos eaux?

A voir les cures heureuses qui s'opèrent chaque année, on serait tenté de leur accorder une action curative spécifique, comme sembleraient aussi le prouver certains faits mal observés. On a vu, en effet, des individus arrivant à Luchon, avec des accidents manifestement syphilitiques, en repartir complétement débarrassés, après s'en être tenus uniquement au traitement sulfureux. C'est qu'ils avaient pris auparavant des quantités de mercure suffisantes, dont était encore chargée leur économie, et qui, sous l'influence du soufre, ont repris une nouvelle action spécifique.

Car nos eaux n'agissent que combinées avec ce médicament.

Nous ne nous chargeons pas d'expliquer ces combinaisons, ni comment il se fait que le mercure en reçoive plus de force, et soit en même temps mieux toléré. Nous nous contentons de constater le fait, plutôt que d'avoir recours à des hypothèses pour le moins inutiles.

Administrées seules à un individu, atteint de syphilis, et qui n'a jamais fait usage de mercure, elles sont au contraire nuisibles. Après les premiers jours de traitement, on voit, en effet, tous les accidents s'exaspérer avec une force inouïe; d'abord ceux de la peau, puis ceux du tissu osseux et des viscères. Si on ne les cesse pas et si on ne cherche pas à débarrasser l'économie du principe sulfureux, il peut en résulter de graves désordres.

On comprend, dans ce cas, combien une erreur de diagnostic peut avoir de funestes conséquences. Nos sources commencent par donner de l'activité au virus syphilitique pour favoriser son élimination, mais cette élimination est insuffisante, et, pour combattre les symptômes exaspérés, il faut avoir recours au mercure.

Ce n'est qu'associées à lui qu'elles agissent. Mais il n'est pas toujours nécessaire que les deux médicaments soient pris en même temps; une personne qui aurait fait un usage suffisant de mercure, avant le traitement thermal, n'aurait pas besoin d'y recourir de nouveau.

Le premier effet est donc le réveil des accidents, mais les accidents de la période où se trouve la maladie, car elles ne la font pas rétrograder, c'est-à-dire que, dans une syphilis à la troisième période, elles ne font point apparaître d'accidents secondaires.

Chez les malades qui arrivent, étant au début, peu après la cicatrisation du chancre infectant initial, il est assez curieux de noter ce que j'ai remarqué. Au bout de 5 ou 10 bains, la cicatrice se gonfle, s'enflamme, et il se forme une très-légère ulcération assez étendue, mais sans profondeur, ne semblant intéresser que les couches épithéliales et donnant une suppuration peu épaisse et assez abondante.

Les malades en sont toujours effrayés et veulent employer les topiques, craignant de voir réapparaître l'ancien chancre. Il faut les en empêcher,

je ne permets uniquement que des poudres complètement inertes, comme celle de riz. La suppuration peut continuer de 10 à 15 jours, et alors on
remarque une amélioration très-sensible. La cicatrice s'est beaucoup ramollie et a considérablement
diminué. On trouve bien encore un peu d'induration, mais ce n'est plus cette rénitence caractéristique, et la résorption continuant, elle finit par
devenir presque imperceptible. Cette réparation
d'un tissu, qui sans cela, serait resté induré,
n'indique-t-elle pas l'élimination du virus.

On pourrait peut-être de là en conclure, qu'au
début de la syphilis, le traitement sulfureux convient autant qu'à une autre période plus avancée,
contrairement à ce que l'on croit aujourd'hui ; en
tous cas il n'offre aucun danger.

Les plaques muqueuses, les ulcères syphilitiques, les syphilides ulcérées, commencent par se
ramollir et s'enflammer ; la coloration devient plus
rougeâtre, indiquant une nouvelle activité de circulation, puis la suppuration s'établit et devient
abondante. La peau et le tissu cellulaire circon-
voisin acquièrent davantage de souplesse et d'é-
lasticité.

Traitement sulfureux.

Nous faisons suivre un traitement différent suivant que l'on vient pour se soigner d'accidents existants, ou pour s'assurer si la guérison est complète.

Les syphilisés devant absorber une grande quantité de principes sulfureux doivent utiliser toutes les ressources, dont dispose notre établissement. Le but que l'on se propose étant de ressusciter la maladie, nous avons l'habitude de commencer par un traitement assez énergique. Nous ordonnons tout d'abord les sources de force moyenne pour étudier le malade et connaître sa tolérance. Ce traitement d'essai dure trois ou quatre jours. Si le malade le supporte sans fatigue, immédiatement je passe aux sources les plus excitantes et aux moyens thérapeutiques actifs, piscines et bains de vapeurs. Je continue, en surveillant le malade, bien entendu, avec la plus grande attention, jusqu'à ce que l'effet désiré, soit obtenu. J'ai alors recours aux préparations mercurielles s'il y a lieu, et je reviens à des sources moins excitantes mais riches en monosulfure de sodium.

Lorsqu'au contraire le malade ne semble pas présenter une grande tolérance, je continue les sources moyennes, qui, chez lui, agiront autant que les sources fortes, chez d'autres plus robustes, puis je termine par les sources les plus douces. De cette façon il n'y a ni perte de temps, ni imprudence.

Dans les cas, bien entendu, où l'on a affaire à des constitutions très-délabrées, il est inutile de dire que l'on doit s'en tenir aux sources faibles, jusqu'à ce que, les forces étant revenues, on puisse entreprendre une médication plus active.

Quant aux sources qu'il faut employer en boisson et en bains, les indications sont trop multiples pour les énumérer ici. Suivant les cas il y a une foule de mélanges différents à faire, et de variations à établir pour la température et la durée d'un bain.

Les petites piscines sont très-salutaires par suite des abondantes vapeurs sulfureuses dont est chargée leur atmosphère.

Mais le moyen le plus héroïque est incontestablement l'étuve ; il faut y avoir recours autant que peut le permettre l'organisme, surtout dès le début du traitement. Mieux vaut les prendre plus fréquentes et de plus courte durée.

Il y a en effet deux grandes voies d'élimination du virus syphilitique, la sécrétion urinaire, et la sécrétion sudorale ; la première est provoquée par les bains et la boisson, la seconde par les étuves.

Les grandes douches jumelles et écossaises sont aussi très-utiles par leur action générale stimulante, et dans certains cas, fondante et résolutive.

Il y a en outre une foule d'indications spéciales, nécessitées par la localisation de la maladie, et qui exigent par cela même un traitement local. Si le larynx, le pharynx, le nez sont attaqués, on devra conseiller surtout les *sources du Pré* à cause de leur action spéciale sur les muqueuses de ces organes; de plus, il faudra avoir recours au humage, à la pulvérisation, aux gargarismes, etc. Si c'est la peau, qui est couverte de syphilides c'est la source *la Reine* ainsi que les douches en pluie sur les parties atteintes, etc.

Je vais maintenant passer à un autre point de vue dans le traitement de la syphilis, des plus importants, et auquel on ne saurait porter trop d'attention : je veux parler des autres diathèses qui la compliquent.

Un syphilisé peut être en même temps herpétique, arthritique ou scrofuleux; autant de circonstances qui viennent modifier le traitement.

C'est sur les syphilisés herpétiques que nos eaux obtiennent les résultats les plus satisfaisants et les plus prompts, et cela se conçoit par leur spécificité contre l'herpétis. Elles sont en outre très-utiles pour le diagnostic.

On a comparé avec raison la syphilis à un protée s'abritant sous les formes les plus variées. Unie à l'herpétis, elle produit souvent des manifestations hybrides que l'on ne sait à quoi rapporter et qui peuvent tromper l'œil le plus exercé. Comme l'a très-judicieusement fait, le premier, observer M. le Dr Pégot, à Luchon, la distinction se fait très-facilement. Voici en effet ce qui arrive. Après les premiers jours de traitement, toutes les manifestations cutanées prennent une marche aggravante, puis peu à peu les herpétides s'affaissent, disparaissent et il ne reste plus que les syphilides, qui, elles, conservent leur tendance à s'accroître à moins qu'on ne s'y oppose par le traitement spécifique concomitant.

Les scrofuleux sont un peu plus rebelles, et exigent des soins plus longs et plus énergiques. Les scrofulides réveillées elles aussi, ont moins de tendance à disparaître que les herpétides, la lésion étant toujours plus prononcée, et on sait combien l'illustre Ricord trouve récalcitrant à toute médication, ce qu'il appelle si spirituellement le *scrofulate de vérole*. Dans ces cas il est nécessaire d'associer à nos eaux le chlorure de sodium.

Les arthritiques sont les moins bien traités. Il faut de toute nécessité employer les alcalins concurremment. Souvent même j'ai observé que la maladie n'étant pas suffisamment modifiée, un traitement aux eaux de Vichy, de Vals ou d'Aulus, était nécessaire comme préparation au traitement antisyphilitique. Les eaux de Luchon semblaient ensuite avoir une action doublement efficace.

Inutile de dire que dans ce cas nos sources sulfurées les plus alcalines sont indiquées.

La question des diathèses nous conduit tout naturellement à celle des tempéraments.

Ce que j'ai dit des scrofuleux peut s'appliquer également aux lymphatiques, mais à un moindre degré toutefois. Les nerveux se trouvent bien de nos eaux et les supportent avec une tolérance plus grande, qu'on ne pourrait le supposer tout d'abord ; néanmoins il faut veiller à ne pas produire une surexcitation qui pourrait occasionner de fortes douleurs et être suivie d'un grand affaiblissement. Ce sont les sanguins qui exigent le plus d'attention, par suite de l'activité anormale développée dans l'appareil circulatoire : souvent alors des bains émollients ou des purgatifs sont utiles.

Traitement mercuriel.

Nos eaux n'ayant point de vertu spécifique contre la syphilis, il faut leur associer le mercure. Le choix de la préparation est indifférent. Je fais usage habituellement du bichlorure ou sublimé corrosif dont l'action est plus prompte et plus énergique. Les eaux sulfureuses aident beaucoup à supporter ce médicament ; on n'a à craindre, ni salivation, ni perte d'appétit, ni crampes d'estomac, ni mauvaises digestions. J'ai vu des malades qui n'avaient jamais pu prendre plus d'un centigramme par jour et qui en éprouvaient des troubles sérieux, arriver graduellement jusqu'à 4 centigrammes sans éprouver la plus légère incommodité.

On a donné des doses beaucoup plus fortes, quant à moi je trouve celle-ci suffisante, le point important étant d'agir sans nuire à l'estomac.

A Luchon quelques médecins donnent les sels de mercure dans un sirop que l'on mélange aux eaux sulfureuses. On peut de cette façon avaler des doses considérables impunément, car il se forme un sulfure de mercure insoluble, corps inerte qui passe dans l'économie sans être absorbé. Cette méthode condamnée par les notions les plus élémentaires de la chimie et dont je ne com-

prends pas les avantages, peut avoir de graves inconvénients. Il peut se faire que l'eau ne contienne
pas une quantité suffisante de sulfures pour neu-
traliser le sublimé et qu'il en reste à l'état libre de
fortes doses qui ne manquent pas alors de produire des accidents.

Je donne les préparations mercurielles assez
longtemps avant ou après l'eau sulfureuse pour
qu'il ne se fasse aucune combinaison directe dans
l'estomac. Lorsque ce dernier est susceptible ou
tant soit peu délabré, le sublimé corrosif associé,
en pilules, à des calmants, est administré au commencement du repas : de cette manière il est mieux
toléré.

Quand on a affaire aux accidents transitoires ou
aux tertiaires, il est utile d'employer également
l'iodure de potassium, que l'on peut donner séparément, ou associé au mercure.

Les malades ont besoin d'exercice et de l'air
des montagnes. En dehors de leur traitement, ils
doivent donc faire des courses à pied, à cheval ou
en voiture si les forces leur manquent.

Mais on doit rechercher l'exercice et non la fatigue ; aussi les courses doivent être courtes
et fréquentes pour ne pas occasionner de lassi-
tude.

De temps en temps on se trouvera bien de suspendre le traitement deux ou trois jours pour permettre ces promenades.

Quant au régime, je romps complétement avec l'usage admis à Luchon qui l'ordonne débilitant : viandes blanches, légumes, etc., privation d'alcooliques, je recommande au contraire les viandes noires, du vin généreux et du café, etc.

Quelle doit être la durée du traitement? Longue, mais rien de fixe à cet égard.

Il n'est pas suffisant que toutes les manifestations aient disparu, il faut continuer, autant que le permet la tolérance du malade ; on ne saurait trop bien guérir d'une semblable maladie.

En général, l'on ne doit pas compter moins de quarante jours ; il faut avoir le temps d'absorber une grande quantité de soufre et d'éliminer le plus possible du virus syphilitique, élimination qui se fait peu à peu et lentement.

Après la saison les malades ne manquent pas de nous demander s'ils peuvent se considérer comme guéris. La réponse n'est pas toujours facile et varie suivant bien des circonstances. En règle générale, si la syphilis est récente, après une seule saison on n'est pas guéri.

Tant qu'il a fallu associer les préparations mercurielles à nos sources, pour en atténuer la force excitative, la guérison est douteuse quoiqu'un mieux sensible se soit manifesté ; ou même que tout accident ait disparu complétement. Il peut très-bien se faire que l'on soit guéri et l'on peut vivre dans cette douce espérance, mais nous autres médecins, qui devons l'entière vérité à nos malades, nous ne pouvons en donner l'affirmation. Ils peuvent être en effet débarrassés pour longtemps de toute espèce d'accidents, la diathèse restant à l'état latent, pour ne se manifester que fort tard, mais elle causera des ravages dans leur descendance. Car un syphilisé, quoique ne présentant plus aucun symptôme de la maladie, engendre, comme je l'ai déjà dit, des enfants syphiliques.

Si la maladie date depuis longtemps, qu'elle ait été traitée d'une façon énergique et rationnelle, et qu'il n'ait pas été nécessaire de joindre le mercure aux eaux sulfureuses, il est tout probable que la guérison sera obtenue après une seule saison, mais nous ne pouvons rien affirmer avant trois ou quatre mois ; époque jusqu'à laquelle les eaux, continuant à agir, peuvent encore réveiller des accidents.

Il n'y a qu'un critérium assuré de guérison c'est un nouveau traitement purement sulfureux et très-énergique, qui ne produise aucune manifestation de la diathèse.

Pour ceux, bien entendu, qui, ne présentant aucun accident, viennent prendre nos eaux comme pierre de touche et n'en ressentent pas la moindre indisposition, pour ceux-là une seule saison est suffisante et ils peuvent partir pleinement rassurés.

Je résume en peu de mots l'effet des eaux de Luchon dans la syphilis :

1° *Elles n'ont aucune action spécifique contre cette maladie ;*

2° *Elles agissent en augmentant l'action du mercure ; elles rendent l'absorption et l'élimination de ce médicament plus facile ; et empêchent ses accidents;*

3° *Employées seules, elle exaspèrent les manifestations syphilitiques surtout les cutanées, aussi sont-elles d'une utilité incontestable pour déceler les syphilis larvées, mais elles ne font jamais rétrograder la maladie ;*

4° *Elles servent à distinguer nettement les syphilides des herpétides, des arthritides et des scrofulides ;*

5° *Elles guérissent les accidents causés par l'intoxication mercurielle;*

6° *Elles seules peuvent certifier une guérison complète ;*

7° *On peut être guéri après un seul traitement, mais la guérison ne doit être regardée comme assurée, que lorsqu'un nouveau traitement uniquement sulfureux et très-énergique, n'a donné lieu à aucune manifestation.*

CHAPITRE VIII

INTOXICATIONS MERCURIELLE ET SATURNINE.

Nous venons de voir que dans la syphilis, nos eaux corrigeaient avantageusement les effets nuisibles du mercure. On en a tiré la conclusion trèsplausible, qu'elles devaient être puissantes contre l'intoxication mercurielle survenant chez les ouvriers qui manient cette substance.

La clinique et les faits sont venus amplement la justifier, et chaque année de nombreux ouvriers employés aux fabriques des glaces, à celles des chapeaux de feutre etc... viennent à Luchon atteints de graves accidents. Après un séjour de quelques semaines, ils voient ces accidents diminuer et disparaître peu à peu à mesure que s'élimine le mercure qui s'était localisé dans la trame de leurs tissus.

De plus, ·toute leur économie est en outre heù-
reusement modifiée par l'action puissamment
reconstituante de nos eaux.

Beaucoup de syphilomanes, pour combattre la
cruelle maladie dont ils se croient dévorés, ab-
sorbent des doses considérables de sels mercuriels,
et font naître chez eux les troubles les plus considérables de l'abus irréfléchi de ces médicaments.
C'est à eux aussi que nos eaux sont indispensables
pour se débarrasser d'une affection engendrée par
leur folie.

Les accidents saturnins, non moins graves que
ceux du mercure et bien plus fréquents, sont guéris de la même façon.

C'est là je crois un point qui mérite un sérieux
examen, et qui seul devrait être suffisant pour
qu'on établisse auprès de nos sources un grand
hôpital. De malheureux ouvriers, victimes de leur
labeur et des exigences de la société, viendraient
y chercher des forces et la santé.

Car dans les hôpitaux de nos grandes villes,
malgré les soins intelligents et dévoués dont ils
sont entourés, il faut un traitement bien long pour
n'avoir que des résultats incomplets ou défec-
tueux, car les bains artificiels sont bien faibles à
côté de nos puissantes sources.

CHAPITRE IX

DE LA BLENNORRHÉE.

Nous allons parler dans ce chapitre de l'action des eaux de Luchon sur la blennorrhagie. Nous n'établirons, bien entendu, aucun rapport entre elle et la syphilis ; ce sont deux virus tout différents, dont la confusion n'est plus permise aujourd'hui. Tandis que le second attaque toute l'économie, le premier se localise toujours. Le rhumatisme articulaire, que l'on observe quelquefois pendant son action, n'est point pour nous une preuve suffisante d'un empoisonnement général.

Nos sources sont très-utiles contre les blennorrhées, qui datent depuis longtemps, et qui, sans avoir rien de grave, sont cependant d'une ténacité désespérante. Elles commencent d'abord,

en substituant à l'inflammation chronique une
inflammation plus aiguë, par augmenter l'écoulement et en changer la nature ; il est plus épais et
plus coloré. Plus tard, il devient séreux et plus
clair et diminue graduellement jusqu'à son entière
disparition.

Cet état subaigu n'occasionne aucune douleur
pendant la miction. Habituellement il ne faut
faire aucun traitement adjuvant et bien se garder
surtout de toute injection astringente. Mais si,
après un traitement imprudent ou mal dirigé, la
maladie revient à un état inflammatoire trop accu-
sé, on est obligé alors de suspendre le traitement
sulfureux pour en venir aux préparations pharma-
ceutiques ordinaires.

Par l'usage de nos sources, il est fréquent, chez
les herpétiques et les lymphatiques surtout de voir
réapparaître un écoulement tari depuis longtemps.
Il n'y a rien là qui doive inquiéter le malade ; c'est
un ennui pour quelques jours seulement. Au contraire il doit s'en féliciter, car l'écoulement dispa-
raîtra de lui-même, aussi facilement qu'il était
revenu, et le malade aura de plus la certitude
d'en être complétement débarrassé à l'avenir.

Les eaux sulfurées en effet ne tendent jamais à
éliminer que ce qui est nuisible. Dans ce cas, il
faut admettre que des parties de la muqueuse

uréthrale sont restées indurées et hypertrophiées, et que cette suppuration est due à leur fonte et à leur disparition; c'est donc la guérison de rétrécissements, qui plus tard auraient pu être fort ennuyeux.

Quelquefois même chez des herpétiques, n'ayant jamais eu aucun accident vénérien, un écoulement simple peut apparaître, il est alors dû à une inflammation idiopathique avec desquamation et exfoliation de la couche épithéliale de la muqueuse de l'urèthre, de la prostate et des conduits séminaux.

Le traitement que l'on fera dans cette occasion, consistera à prendre l'eau en boisson, bains de siége ou bains généraux avec des sources un peu excitantes tout d'abord pour en arriver ensuite aux sources plus douces et sédatives. Dans certains cas, on peut y joindre un traitement local consistant en injections d'eau sulfureuse de 30 à 35° de température, et en douches au périnée. Ces douches doivent être prises avec la plus grande prudence, car si elles sont trop fortes ou trop chaudes, elles peuvent déterminer des abcès à la prostate.

Il faudrait bien se garder d'un traitement sulfureux au début d'une blennorrhagie, et pendant sa période aiguë, on déterminerait de violents accidents inflammatoires.

Nous terminerons ce chapitre en disant que

nos eaux sont également utiles contre les épidydi-
mites et les orchites chroniques survenant à la
suite d'une blennorrhagie ou d'une contusion,
elles provoquent le ramollissement et la résolution
des tissus indurés et hypertrophiés.

CHAPITRE X.

BLESSURES — PLAIES — ULCÈRES — ABCÈS
FISTULES — ENGORGEMENTS CHRONIQUES
RHUMATISMES.

Pour les blessures et les plaies, Luchon ne jouit point de la notoriété qu'a acquise Barèges avec ses eaux fortes. Et pourtant les blessés qui nous arrivent trouvent la guérison aussi bien qu'à l'autre station. Nous avons des sources aussi puissantes, et notre installation balnéaire est loin d'être inférieure à la sienne. De plus, le climat plus tempéré et moins variable ainsi que les nombreux agréments de notre station doivent la faire préférer à Barèges. Cette considération qui peut paraître fort peu médicale l'est beaucoup plus qu'on ne pourrait le croire.

La plupart des blessés sont mélancoliques, ils

ont besoin de distractions, et ce traitement peut être compromis par la tristesse et l'ennui.

Un autre avantage de Luchon, c'est de posséder, à côté de ses sources fortement sulfurées et excitantes, des sources plus faibles et sédatives, qu'il est quelquefois nécessaire d'employer pour certains tempéraments, ou d'alterner avec les eaux fortes pour en amoindrir l'excitation.

Quelques médecins se sont élevés dans ces derniers temps contre le traitement sulfureux pour les plaies à armes à feu. Ils ont prétendu qu'il était nuisible, qu'il aggravait le mal ou au moins qu'il retardait la guérison. C'est beaucoup exagéré. Les eaux sulfurées ont pu paraître quelquefois augmenter le mal, mais en réalité elles ne l'ont pas fait.

C'est que la blessure était plus grave qu'elle ne le semblait.

Les eaux sulfureuses ravivent les plaies, rendent la suppuration plus abondante. Dans les blessures des os surtout, elles semblent aggraver le mal. Mais on peut être assuré qu'elles n'attaquent jamais les parties saines, seulement les parties déjà malades, et commençant à se nécroser. Le travail d'élimination s'opère plus rapidement et avec plus d'activité. Dans l'espace d'un ou deux mois, on voit sortir des sequestres, qui sans cela eussent mis peut-être une année avant de se détacher. Sous leur action le tissu osseux prend une vitalité nouvelle et répare facilement les pertes qu'il fait.

Dans certains cas, cependant, j'avoue que nos eaux peuvent être nuisibles si elles sont imprudemment administrées. C'est lorsqu'il y a de vastes foyers de suppuration, et que le malade est fort débilité. Alors en augmentant encore cette suppuration, elles épuisent ses forces et peuvent le conduire à la dernière extrémité.

L'indication qui en résulte c'est qu'il est important de soutenir les blessés par les cordiaux et les fortifiants, sans s'inquiéter si l'alcool et le café s'accordent oui ou non avec l'eau sulfureuse.

Comme traitement général il faut avoir recours aux eaux fortes de la Reine, de la Grotte etc. Chez les individus affaiblis et d'un tempérament irritable, aux sources douces mais très-minéralisées, comme Bordeu ou la Blanche, comme traitement local, douches en pluie, et s'il y a lieu injections et fumigations sulfureuses.

Pour les vieux ulcères chroniques, à forme atonique, on se trouve bien tout d'abord de nos sources les plus minéralisées et les plus thermales pour ranimer la circulation du système capillaire : une fois l'excitation produite, lorsque la plaie se recouvre de bourgeons rouges et pleins de vie, il faut avoir recours à des eaux dégénérées. La barégine employée alors topiquement comme pommade donne les meilleurs résultats.

Il est fréquent de voir à Luchon des guérisons paraissant miraculeuses pour des *abcès volumineux*, donnant lieu à une grande quantité de pus et occasionnant des décollements considérables. Les eaux de la Reine, des Romains et du Pré employées en lavages et en injections, rapprochent et réunissent les parties décollées en les enflammant, et amènent une heureuse guérison.

Il en est ainsi des fistules à l'anus, affection si pénible exigeant des opérations si douloureuses. Beaucoup de personnes les ont évitées par une saison à nos thermes et ont obtenu des résultats que ne donne pas toujours l'instrument tranchant.

Engorgements chroniques

Nous avons déjà parlé des engorgements qu'il faut rattacher à la scrofule ou au lymphatisme, nous n'entendons ici que ceux produits par une cause non diathésique. Grâce à l'action puissamment modificatrice de nos eaux, qui d'excitante devient ensuite résolutive et éliminatrice, les succès heureux ne se font pas attendre longtemps.

Ils sont dus non-seulement au principe sulfureux,

mais aussi à la thermalité et aussi à une action physique spéciale qui se rattache peut-être à l'électro-magnétisme.

Les engorgements des membres occasionnés par une fracture, qui a exigé une longue immobilité sont rapidement améliorés par nos bains et nos douches surtout. Sous leur influence les tendons reprennent peu à peu leur souplesse et leur élasticité ; les gaînes tendineuses toujours intéressées dans ce cas, reviennent à leur état normal et n'arrêtent plus le glissement des tendons.

Les douches doivent être à forte pression et à haute température. On augmentera encore leur action par un massage fréquent et habilement dirigé. On y joindra les bains, mais il est complétement inutile de prendre les eaux en boissons, à moins que ne le demande l'état général.

Mais ces blessés malades ne peuvent venir à nos eaux qu'un an après la fracture ; il faut que la formation du cal soit achevée, car l'eau sulfureuse avant cette époque, pourrait occasionner la désunion des fragments.

Les engorgements qui succèdent à une phlébite, à une lymphangite, à la gêne occasionnée dans la circulation veineuse par un thrombus, ou qui persistent après la *phlegmatia alba dolens*, sont aussi heureusement modifiés. Mais il est indispensable qu'il soient passés à un état chronique bien confirmé.

Le traitement doit être fait avec la plus grande prudence, et ne doit pas être énergique. Car les accidents anciens réapparaissent toujours un peu aux premiers jours; et s'ils devenaient trop violents ou si la douleur occasionnée était trop vive, il faudrait l'interrompre. La première période d'excitation une fois passée, l'engorgement se ramollit et disparaît : les étuves locales doivent être souvent employées.

Les engorgements articulaires succédant à une arthrite aiguë et à une hydarthrose simples, sont guéris à nos thermes plus rapidement et d'une façon plus durable que par les vésicatoires répétés ou les pointes de feu.

Nos eaux qui font merveille lorsque les affections sont liées à la scrofule, agissent bien autrement encore si le sujet est sain et indemne de toute diathèse.

Le traitement doit uniquement se composer de bains à température élevée avec des sources peu excitantes et en douches en pluie, ou à un seul jet : il faut éviter de développer un état franchement aigu, ce qui arriverait inévitablement avec des sources trop énergiques. Le massage est un excellent adjuvant.

Des Rhumatismes

Le soufre et la chaleur sont deux excellents agents curatifs des rhumatismes. Nous voulons parler des rhumatismes simples qui se fixent sur les articulations, sur les muscles, sur les nerfs, sans lésion pathologique bien déterminée, et qui, la plupart du temps, sont occasionnés par le refroidissement et une hygiène imprudente.

Ces affections sont, il est vrai, très-faciles à guérir et toutes les eaux thermales revendiquent l'honneur de cures merveilleuses en ce genre, mais Luchon par suite du principe sulfureux contenu en grande quantité dans quelques-unes de ses sources, de leur haute thermalité, ainsi que par son installation balnéaire de premier ordre, offre une foule d'avantages que l'on ne trouve pas partout réunis d'une façon aussi heureuse.

Les rhumatismes à forme atonique, sans réaction inflammatoire bien déterminée, n'entraînant point de congestions vives et douloureuses, et ceux qui affectent les personnes lymphatiques doivent spécialement nous être adressés.

Ceux aussi qui ont succédé à la disparition des eczémas, obtiennent également les plus heureuses modifications. Or, quelques-unes de nos sources par leur action élective spéciale sur la peau, ne manquent pas d'attirer l'irritation de ce côté là. Elles font réapparaître l'ancienne éruption, en lui donnant un nouveau caractère d'acuité. Les douleurs rhumatismales cessent aussitôt, les mouvements deviennent plus libres : puis à la fin du traitement sulfureux l'éruption s'affaisse d'elle-même et disparaît.

Le traitement doit consister en douches et en bains à haute température, en étuves fréquentes. On ne saurait trop insister sur le calorique, dont il faut peut-être tenir un compte plus grand que de la composition chimique elle-même.

Nos sources sont contr'indiquées dans les cas de rhumatisme à forme inflammatoire bien marquée, existant surtout chez les sujets sanguins.

Quant à la goutte elle-même, inutile de dire que nos eaux ne peuvent que lui être funestes.

Il en est tout différemment pour le rhumatisme noueux (improprement appelé gouteux) où nos sources obtiennent de fort belles guérisons, rendent les mouvements plus libres, et font disparaître les nodosités. On peut lire à ce sujet l'exemple que j'en donne à la 8me observation.

CHAPITRE XI.

Le nombre des phthisiques qui viennent à
Luchon, augmente chaque année. Ce qui prouve
que nous obtenons des résultats heureux. Non pas
que nous guérissons cette cruelle maladie, mais au
moins parvenons-nous à l'enrayer et surtout à
relever les forces de l'économie toute entière.

Luchon possède deux sources qui lui conviennent spécialement : la source Ferras nouvelle et la
source du Pré n° 2. De plus son climat qui est
plus égal, et moins sujet à de brusques variations
que celui de Bonnes et de Cauterets, lui convient
aussi. Enfin la plaine de notre vallée sillonnée de
belles allées ombragées, où l'on peut promener

sans fatigue, notre altitude peu considérable qui fait que les malades sont moins sujets aux hémoptysies (crachements de sang), et la quantité d'arbres résineux qui nous entourent, sont autant de circonstances des plus favorables.

Nous disposons aussi de tous les moyens thérapeutiques, que l'on peut utilement employer contre cette affection.

Mais tous les phthisiques ne doivent pas être envoyés sans discernement à une station sulfureuse. Dans bien des cas, loin d'y trouver la guérison ou l'amélioration, leur état s'aggrave. Il serait bon que les médecins étrangers, qui nous envoient des malades fussent plus circonspects; souvent en effet à la suite d'un traitement thermal, la tuberculose fait de rapides progrès et arrive à sa terminaison fatale plus tôt qu'elle n'y serait parvenue, si le malade fût resté chez lui.

Ce n'est pas ici le lieu de faire une description de cette maladie. Nous dirons seulement que pour son traitement, ce qu'il faut considérer *ce n'est pas le degré où elle est arrivée mais l'étendue de la lésion.*

J'ajouterai même, contrairement à ce qui est généralement admis qu'une phthisie au premier degré est presque toujours aggravée, et que le moment le plus favorable pour le traitement sulfureux est lorsqu'elle est arrivée au second degré, pourvu que les parties malades soient bien limitées et non disséminées dans toute l'étendue des poumons.

Comment en effet agissent nos eaux? C'est en imprimant une suractivité au poumon, une nouvelle vitalité à son tissu, en y développant une inflammation de courte durée. Au moment de la formation des points tuberculeux, il y a toujours une certaine irritation, autour de ces points. Cette irritation est considérablement exagérée par les eaux. Autour de ces noyaux se développe un cercle inflammatoire, qui ne fait que s'enflammer davantage et s'aggrandir. Le tubercule fait plus vite son évolution, mais il y a fonte du tissu pulmonaire plus considérable, il en résulte une foule de petites cavernes qui autrement n'eussent été ni si nombreuses ni si étendues.

Lorsque les tubercules à l'état crû sont disséminés à gauche et à droite, dans toute l'étendue des poumons, le traitement sulfureux ne peut être que nuisible.

C'est quand les tubercules commencent à se ramollir et à fondre et *s'ils sont limités au sommet des poumons* et même quand les cavernes sont déjà établies que nos eaux sulfureuses sont indiquées. Mais, je le répète encore, la condition la plus indispensable, est, que les points malades ne soient pas semés dans l'étendue du tissu pulmonaire. Une seule caverne un peu spacieuse sera bien mieux traitée que de simples tubercules, mais disséminés. Car voici ce qui se passe. L'eau sulfureuse détermine dans les points malades d'abord une congestion à laquelle succède une franche inflammation, qui se termine par la fonte purulente et l'élimination des produits de tuberculisation. Ensuite les parties restées saines éprouvent une véritable cicatrisation: les parois de la caverne se rétrécissent, se dessèchent, et l'excavation tend chaque jour à diminuer en revenant sur elle-même.

Le traitement doit être fait avec la plus grande prudence et continuellement surveillé; car avant tout il ne faut pas outre-passer le but que l'on se propose. Dans ce cas plus que jamais le précepte qui doit servir de guide, est le (1) *primum non nocere* des anciens. Je crois qu'il faut éviter avec soin de provoquer des hémoptysies, qui non-seulement épouvantent les malades et font suspendre le traitement, mais occasionnent aussi dans le parenchyme pulmonaire des désordres toujours graves.

Comme je l'ai dit, les sources de Luchon, qui conviennent le mieux, sont les sources de *Ferras nouvelle*, et celle du *Pré n°* 2 ; cette dernière sur-

1. (D'abord ne pas nuire).

tout plus sulfurée que la première et qui a assez
d'analogie comme sulfuration et température avec
la source *Vieille des Eaux-Bonnes*. Elle n'est pas
plus dangereuse que cette dernière, ni que la Rail-
lère de Cauterets, et si elle a occasionné quelquefois des accidents, il ne faut pas les lui imputer :
car je l'ai vu administrer par grandes verrées tandis que les médecins des *Eaux-Bonnes* et de *Cauterets* emploient souvent leurs précieuses sources
par *cuillerées*.

Après 15 ou 20 jours de traitement, l'auscultation donne des résultats déjà sensibles, et qui, tout
alarmants qu'ils paraissent, ne le sont nullement
en réalité. A l'auscultation, on constate beaucoup
de râles muqueux, sous-crépitants et cavernuleux;
le malade expectore plus abondamment. Les crachats sont épais, jaunâtres, quelquefois striés de
sang. Cet état se prolonge un ou deux mois après
le traitement, puis l'expectoration cesse et souvent
la toux disparaît. De plus, il y a eu un changement
des plus favorables dans toute l'économie.

A la boisson, j'associe quelques bains généraux,
des pédiluves fréquents, s'il y a la moindre menace
de congestion vers la poitrine, et enfin les inhalations sulfureuses sur lesquelles on ne saurait trop
insister, ni surveiller trop scrupuleusement, car on
est sûr qu'elles pénètrent jusqu'aux points malades

et qu'elles les modifient. Je ne suis point partisan des douches sur la poitrine, car elles ont une action résolutive trop puissante, et on ne peut pas toujours en prévoir tous les effets.

Les bains avec la source Blanche seule, sont utiles chez les femmes, dont la menstruation est pénible ou irrégulière. Chez elles, en effet, au moment des époques, le sang se porte souvent aux organes respiratoires, d'où résulte une congestion occasionnant de l'angoisse, une respiration embarrassée et quelquefois un crachement de sang.

La source Blanche convient admirablement dans ce cas ; elle est douce, sédative, très-supportable, et elle a une action emménagogue remarquable. Quelques douches assez chaudes, à la partie supérieure des cuisses sont aussi fort utiles.

Je ne discuterai point la question de savoir s'il y a lieu de distinguer une phthisie scrofuleuse, une phthisie herpétique, une phthisie caséeuse : quelle qu'en soit la cause, l'anatomie pathologique nous apprend que les produits morbides sont histologiquement les mêmes, mais on doit admettre que la phthisie chez un scrofuleux, ou chez un herpétique, ou une phthisie acquise ne sauraient être soignées de la même façon. Nos eaux ont une action plus vive sur la phthisie acquise, et on doit davantage en surveiller l'emploi. C'est, je crois, chez les

phthisiques herpétiques qu'elles sont le plus indiquées et qu'elles ont les meilleurs résultats. Cela
se comprend par leur action spécifique générale
sur cette diathèse.

Dans ce cas, je me suis bien trouvé de l'association des préparations arsénicales, non pas que
j'accorde la moindre action à ce remède contre la
tuberculisation, mais parce qu'il agit sur toute l'é-
conomie en diminuant la désassimilation et la déper-
dition des forces, et aussi par son action des plus
salutaires sur l'estomac. Il est en effet de la dernière importance de conserver chez un tuberculeux les fonctions digestives intactes, le remède
spécifique contre le tubercule n'étant pas encore
trouvé, et étant, de plus, prouvé aujourd'hui, que
des personnes vivent très-bien avec des poumons
incomplets, pourvu que le travail qu'on leur demande soit en harmonie avec leur force et leur vitalité restantes : mais une fois l'estomac délabré toute
médication devient malheureusement inutile.

La phthisie chez les scrofuleux, a, je le veux
bien, une marche plus lente, mais les eaux n'ont
pas une action aussi efficace. Ces malades peuvent
il est vrai en supporter des doses plus fortes avec
moins de danger, mais aussi avec des résultats
moins favorables.

Une personne, étant atteinte de phthisie au 3me

degré, et présentant déjà des troubles graves de cachexie, je n'admets pas qu'on l'envoie à une station thermale, épuiser le reste de force qui lui reste par un voyage fatigant, et s'achever en buvant de l'eau sulfureuse si elle trouve un médecin assez ignorant ou assez peu consciencieux pour lui en ordonner.

Si la médication des eaux sulfurées est trop souvent impuissante contre la phthisie déclarée, il n'en est pas ainsi pour la phthisie imminente. Beaucoup d'enfants de phthisiques sont destinés à mourir un jour de la maladie qui a emporté leurs parents. C'est à ceux-là surtout que conviennent les eaux sulfureuses ; et l'on possède aujourd'hui de nombreux exemples d'enfants que l'on est parvenu à préserver du terrible mal, et à qui même on a donné une bonne constitution par un traitement thermal bien dirigé et répété pendant plusieurs années.

Bronchite.

Si pour la phthisie pulmonaire, Luchon ne mérite pas autant de réputation que Bonnes ou Cauterets, il en est autrement pour les bronchites chroniques, les bronchorrées et les inflammations chroniques du larynx et du pharynx.

Nous avons déjà parlé de ces affections lorsqu'elles sont occasionnées par l'herpétisme au chapitre IV, et nous avons vu le traitement qu'elles réclamaient. Nous y renvoyons pour les détails du traitement. Nous dirons seulement ici que toutes ces maladies quelle que soit leur cause, sont tout-à-fait du ressort de nos eaux, et que notre source du Pré n° 1 par sa forte sulfuration, sa haute thermalité, et en même temps sa facile digestion est sans rivale parmi toutes les eaux sulfurées sodiques.

Les malades pourront supporter des doses beaucoup plus fortes que les tuberculeux, les bains et les douches leur seront très-utiles, ainsi que les inhalations, et le humage surtout, qui, dans ce cas, est sans contredit la meilleure pratique thérapeutique.

J'en dirai tout autant des pleurésies chroniques, où l'on trouve d'anciennes adhérences, et des épaississements considérables de la plèvre, ainsi que des engorgements chroniques du tissu pulmonaire, succédant à un état congestif constant ou encore à une ancienne pneumonie.

Dans ce cas, le traitement doit être poussé aussi

fortement que les malades pourront le supporter : douches à température assez élevée sur le thorax, bains, étuves fréquentes, boisson assez abondante: il faut exciter les principaux émunctoires de l'économie, les glandes sudoripares et les reins, afin d'amener la résorption des parties malades.

CHAPITRE XII

MALADIES DES FEMMES

Propter solum uterum mulier, disaient les anciens.

Les femmes ayant toujours été des esclaves pour eux, et, n'ayant pu à cause du rang subalterne où ils les tenaient, montrer d'autres aptitudes, il leur était bien permis d'émettre cette opinion.

Aujourd'hui, j'aurais mauvaise grâce à défendre une telle maxime ; et pourtant, au point de vue purement médical, bien entendu, les anciens avaient un peu raison.

Il y a, en effet, un rapport constant d'action et de réaction entre tous les organes de la femme et la matrice, et réciproquement de la matrice sur les autres organes. La plupart de ses maladies y établissent leur siége, et les autres ont toujours avec l'utérus des rapports plus ou moins éloignés, de cause, d'effets ou d'influence réflexe. Chez l'homme, au contraire, la plupart des affections agissent ou réagissent sur le cerveau.

La santé de la femme est presque exclusivement liée à la santé des organes de la génération : dès qu'ils sont tant soit peu malades, l'économie toute entière s'en ressent : de même aussi, toute affection complétement étrangère à eux, fièvres continues, éruptives, inflammations thoraciques, exercent sur eux une influence funeste, les menstrues, par exemple, sont totalement supprimées, ou dérangées et douloureuses.

Il est donc de la plus haute importance de soigner le mieux possible les affections de la matrice, afin d'éviter les conséquences funestes de leur persistance, ou de leur aggravation.

Les eaux de Luchon sont très-utiles, et comptent de magnifiques succès dans plusieurs de ces affections.

Nous allons nous en occuper ici.

Ce sont les différentes métrites chroniques, qui comprennent le catarrhe utérin, les granulations, les éraillures et ulcérations du col : de plus, les déplacements et l'hypertrophie de la matrice ; enfin, les vaginites.

Les métrites sont dues à une cause accidentelle ; fausses couches, grossesse, accouchements, arrêt ou suppression brusque des menstrues, soit à la suite d'une émotion vive ou d'une imprudence (refroidissement), ou bien, et c'est là le cas le plus ordinaire, elles sont liées à un état diathésique, habituellement l'herpétisme et surtout le lymphisme. Du reste, si ces deux états ne sont pas la cause directe de la maladie, presque toujours ils l'entretiennent et l'aggravent.

Dans ce cas le flux cataménial est supprimé, ou diminué, ou notablement dérangé, ou bien il est précédé et suivi d'un écoulement blanc, plus ou moins abondant ; écoulement qui peut être permanent (flueurs blanches), et dans certains cas tenir lieu des menstrues. Il y a alors catarrhe utérin.

La malade éprouve dans le ventre un malaise plus ou moins prononcé, elle sent comme un corps volumineux lui pesant dans le bassin, des douleurs au bas de la colonne vertébrale, douleurs qui se continuent vers les aînes sous forme de tiraillements continus ou saccadés ; il en résulte de la difficulté pour marcher, pour s'asseoir, pour s'agenouiller. Les rapports sexuels sont douloureux. Quelquefois il y a des coliques avec envie d'aller à la garde-robe, épreintes et douleurs au fondement.

En outre, le col peut suivre l'inflammation de la

matrice se gonfler, se boursoufler, puis s'érail-
ler, et présenter des ulcérations. Disons que dans
certains cas, il peut présenter tous ces désordres
sans que la cavité utérine soit elle-même malade,
en tous cas les lésions n'en arrivent là qu'après un
long temps.

Si la maladie est occasionnée ou entretenue par
le lymphisme ou l'herpétisme, le traitement sera
à la fois général et local; le premier but étant tout
d'abord de modifier avantageusement la constitution.

On prendra les eaux sulfureuses en boisson et
en bains. Il est difficile de préciser ici les sources,
qui sont le mieux appropriées car leur choix variera suivant les malades et c'est au médecin à apprécier; disons seulement que la Blanche a une vertu
incontestable ; on pourra en atténuer ou en augmenter les effets par des mélanges différents et
surtout d'après le degré de température, auquel
elle sera conseillée. Quelques douches générales
peuvent aussi trouver leur indication.

Comme traitement local, j'emploie les bains de
siége, des douches légères en arrosoir sur l'abdo-
men, des douches vaginales pendant le bain, et
dans la journée des lavages plus ou moins fréquents d'eau sulfureuse avec un irrigateur.

Dans les cas où la tolérance du sujet n'était pas

considérable je me suis bien trouvé de l'association de l'amidon à nos sources.

Il faut quelquefois, tout en faisant suivre le traitement sulfureux, avoir recours à d'autres moyens thérapeutiques, comme la cautérisation; mais en général je suis partisan de s'en abstenir autant qu'on le peut : réservant ce moyen pour plus tard, les malades pouvant toujours y avoir recours, en dehors de la station; et je suis d'avis de m'en tenir à l'action pure et simple de nos eaux, les autres pratiques thérapeutiques pouvant quelquefois y causer préjudice.

Les vaginites chroniques, qu'elles soient de nature vénérienne, ou consécutives à une métrorrhée, par la virulence de la suppuration, sont fort bien traitées et guéries par de simples injections d'eaux sulfureuses.

Nos eaux réussissent bien aussi dans l'hypertrophie de l'utérus, ou ses déplacements, flexions en avant ou en arrière dues aux altérations pathologiques de ses ligaments, entraînant leur relâchement, ou à une cause spéciale comme grossesse ou chutes. A ce propos je ne puis m'empêcher de citer la remarquable observation publiée par le regretté docteur Amédée Fontan, dans son mémoire sur Luchon en 1853. Elle servira à prouver l'efficacité incontestable de nos eaux, et sera de plus un exemple consolant pour les malades.

*Chute de l'utérus depuis quatre ans. — Ulcérations
profondes. — Hypertrophie. (1).*

« La femme ***, âgée de 25 ans, mariée depuis
« plusieurs années, fut prise de douleurs vives, plus
« violentes qu'elles ne le sont en général au moment
« des couches ; elles continuèrent assez longtemps
« sans résultat, puis tout-à-coup, dit la malade, l'ac-
« couchement se fit, et quand elle fut relevée de cou-
« ches, elle sentit entre ses cuisses une tumeur plus
« grosse que les deux poings, qui partait de la vulve, et
« qu'elle ne put faire rentrer.

« Par une fausse honte, elle n'osa parler de son mal
« à aucun médecin, et elle garda son affection, mal-
« gré les vives douleurs que cette tumeur lui fit éprou-
« ver, pendant 4 années, en la soutenant, tant bien
« que mal avec des mouchoirs ployés en cravate, et
« attachés après être passés sous la tumeur à une es-
« pèce de ceinture qu'elle avait fabriquée avec des
« bandes.

« Les douleurs augmentaient toutes les fois qu'elle
« urinait, par le cuisson que l'urine causait sur les
« ulcères qui s'étaient formés à la surface de cette tu-
« meur.

« Elle se présenta à moi en 1838 et nous la vîmes

1. Docteur Amédée Fontan, *Recherches sur les eaux minérales des Pyrénées*, p. 406.

6

« de concert avec notre honorable confrère le docteur
« Barreau.

« Quand la malade se présenta à notre observation
« elle était dans l'état suivant :

« Elle offrait au milieu des cuisses une tumeur al-
« longée partant de la vulve, plus grosse en bas, où
« elle avait environ le volume de deux poings, qu'en
« haut près des grandes lèvres.

« Cette tumeur, d'un aspect grisâtre, était couverte,
« dans toute sa surface antérieure et inférieure, de
« larges ulcérations irrégulières, de plusieurs centi-
« mètres d'étendue, à bords taillés à pic et saillants de
« plusieurs millimètres, avec des points isolés comme
« des ilôts, tous les ulcères baignés et recouverts d'un
« pus gris et jaunâtre, fétide, à l'odeur duquel se mê-
« lait une odeur urineuse que la malade répandait,
« du reste, dans ses vêtements.

« Ces ulcères étaient entretenus par l'écoulement
« de l'urine, qui venait baigner leur surface, en exas-
« pérant la cuisson à chaque miction.

« Cette tumeur était formée par le vagin, renversé
« en entier, dans sa partie supérieure, et par l'utérus
« à demi renversé, dans sa partie inférieure. L'utérus
« n'était pas renversé complétement ; le col, très-hy-
« pertrophié, était entr'ouvert et presque effacé, et le
« bas fond de l'utérus venait faire une hernie de quel-
« ques lignes à travers le col entr'ouvert, de la lar-
« geur d'un écu de 5 francs environ.

« On distinguait très-bien les divers tissus dont était
« composée cette tumeur.

« La partie supérieure, près de la vulve, offrait l'as-
« pect de la peau ; le caractère muqueux avait presque
« complétement disparu. On voyait bien encore quel-
« ques traces des replis transverses de la muqueuse
« du vagin, ce qui lui donnait une certaine apparence
« d'un palais de bœuf un peu desséché ; on soulevait
« facilement des plaques d'épithélium à sa surface.
« Le col de l'utérus avait un aspect moins rugueux,
« et le bas-fond, qui faisait hernie à travers le col,
« était encore plus lisse, et comme tapissé par une
« séreuse un peu desséchée, ou mieux, comme la mu-
« queuse des lèvres gercées.

« Cette tumeur était dure, rénitente ; on voyait que
« les tissus étaient hypertrophiés et à l'état morbide ;
« on la déprimait cependant un peu en la serrant.

« Le ventre au-dessous du pubis, était aplati et
« comme déprimé.

« Cette femme voyait ses règles quelquefois, qui venaient
« humecter la surface du bas-fond de la matrice, et le
« sang se mêler au pus et à l'urine pendant les époques
« menstruelles.

« Elle était très-amaigrie et très-faible par suite de ses
« souffrances et par la longue et abondante suppura-
« tion de la surface de la tumeur.

« La malade ne vaquait que péniblement aux soins
« intérieurs de son ménage, et comme toutes les fem-
« mes dans sa position, elle éprouvait un vif chagrin de

« ne pouvoir plus accomplir les devoirs de son état
« d'épouse, et par suite de ne pouvoir plus être mère.

« La position de cette malheureuse m'intéressa vive-
« ment, et je résolus de faire tout ce qui dépendrait de
« moi, sinon pour la guérir, du moins pour adoucir
« son sort.

« Je lui fis d'abord prendre quelques bains tièdes
« émollients pour nettoyer cette tumeur, et pour cal-
« mer la vive irritation des ulcérations.

« Après ces bains, je touchai légèrement les ulcé-
« rations avec une solution étendue d'abord au dixième
« puis au sixième de nitrate acide de mercure ; et après
« avoir couvert quelque temps la tumeur, après les
« cautérisations, avec des compresses imbibées d'eau
« froide, je fis des pansements avec du cérat opiacé,
« et je recouvris la tumeur de cataplasmes émollients
« recouverts de taffetas gommé.

« Sous l'influence de ce traitement, la malade devint
« moins souffrante ; les ulcères, soustraits au contact
« de l'urine, prirent un meilleur aspect, mais la tu-
« meur conserva sa grosseur et sa dureté.

« Je fis alors, environ huit jours après l'arrivée de
« la malade, commencer les bains de la source Richard-
« Nouvelle à 27° Réaumur. Cette source contenait
« 0 gr. 0246 de principe sulfureux.

« Après huit bains, les ulcérations étaient diminuées
« de moitié, les bords s'étaient effacés, la tumeur était
« bien moins grosse et plus ramollie, la muqueuse va-
« ginale avait un aspect plus lisse, et elle commençait
« à être lubréfiée.

« Je commençai alors, outre les bains, l'usage des
« douches légères en arrosoir de + 29° à + 30° Réau-
« mur, pendant deux à dix minutes graduellement, à
« deux pieds de pression.

« Alors commença d'une manière rapide la diminu-
« tion de la tumeur, et le retour des parties à l'état
« normal.

« Après un mois, je pus faire rentrer les parties
« après les avoir légèrement malaxées pour les dimi-
« nuer autant que possible.

« Je les maintins à l'aide d'un sachet en gaze un peu
« forte, de forme allongée, rempli d'une éponge imbi-
« bée dans une décoction de vin aromatique dans lequel
« on avait fait bouillir de l'écorce de chêne, et sau-
« poudré de noix de galle très-finement pulvérisée.
« J'avais en vue, si je puis m'exprimer ainsi, de tanner
« le vagin, pour lui donner assez de raideur pour
« empêcher l'utérus de retomber.

« Après quelques jours de l'usage continu de ce
« tampon, je le fis ôter pour reprendre les bains de la
« Reine et faire quelques injections avec l'eau du bain,
« afin de finir de résoudre le col, la malade le repla-
« çait après le bain.

« Après deux mois de traitement la malade quitta
« Luchon dans un état satisfaisant, avec la recomman-
« dation de continuer l'usage du vin aromatisé, de
« l'éponge et du tanin pendant plusieurs mois, puis de
« porter l'éponge ou un autre pessaire.

« Mais après quelques mois, la malade se trouvant

« mieux, voulut se livrer à ses devoirs conjugaux, elle
« négligea de mettre l'éponge et finit par devenir en-
« ceinte. Elle accoucha heureusement, sans que son
« accident se renouvelât, et aujourd'hui elle est com-
« plétement guérie.

« J'ai su des nouvelles de la malade dans l'année 1844,
« elle allait toujours très-bien ; je l'ai revue et exami-
« née moi-même huit ans après, elle est complètement
« guérie.

RÉFLEXIONS.

« Si l'on considère combien était grave l'état de cette
« malade, et combien peu il y avait à espérer d'obtenir
« une guérison complète, on doit être émerveillé du
« résultat obtenu, surtout si l'on compare ce résultat
« à ceux obtenus par les autres moyens dans des cir-
« constances analogues.

« Des praticiens distingués ont proposé et exécuté,
« sans accident, la suture de l'orifice du vagin, mais
« sans succès. Des chirurgiens plus hardis ont enlevé
« l'utérus et le mort des malades en a été la suite.

« Le seul résultat satisfaisant que je connaisse, est
« celui obtenu par mon ami M. le Dr Chaumet, chirur-
« gien distingué de Bordeaux, qui a rétréci le vagin
« par une excision latérale et longitudinale, et qui a
« joint pour rendre l'utérus moins pesant, la section
« du col. Mais, reste à savoir si sa malade pourra se
« livrer aux devoirs de son état et concevoir, et surtout
« accoucher avec ce rétrécissement du vagin.

Le lymphisme et l'herpétisme donnent souvent lieu à une inflammation chronique, et non douloureuse de la muqueuse utérine. Il y a un peu de dysménorrhée et un catarrhe peu intense mais continu. Ces légères métrites quoique n'occasionnant aucun symptôme alarmant, ne doivent cependant pas être négligées, elles sont souvent le point de départ de douleurs névralgiques désagréables et de dispepsies rebelles accompagnées de perte d'appétit, de tiraillements ou de langueurs d'estomac et de flatulence ; elles sont surtout une cause incontestable de stérilité.

Dans ce cas la fécondation ne peut avoir lieu ; d'abord parce que les menstrues sont dérangées et surtout parce que l'ovule fécondée ne peut se fixer sur la muqueuse utérine, étant entraînée au dehors par le mucus épais continuellement sécrété, ou ne pouvant s'implanter, prendre vie et se développer sur la muqueuse hypertrophiée et altérée dans sa structure.

Dans ces cas nos eaux jouissent encore d'une réputation méritée et justifiée tous les ans par de beaux succès. Elles guérissent cette inflammation chronique et rendent, par cela même, la matrice apte à la génération. Mais sur ce point je laisse encore la parole au docteur Fontan (1).

1. Fontan. *Loco citato.*

*Stérilité — Catarrhe utérin — Granulations
du col.*

« Madame X... âgée de 22 ans, d'une bonne cons-
« titution, aussi distinguée par ses formes que par ses
« manières, était mariée depuis 4 ans à M. X... qui
« était très-bien constitué, et qui n'avait eu aucune
« affection, qui pût porter atteinte à aucune de ses
« fonctions. Malgré l'affection continuelle des deux
« époux, il ne s'était jamais manifesté aucun signe de
« grossesse, et tous les deux étaient désolés de cette
« stérilité.

« Ils vinrent chercher à Luchon un remède contre
« leur chagrin, bien plus confiants dans la distraction
« pour l'adoucir, que dans les eaux pour en tarir la
« source. Cependant, ils se confièrent à mes soins
« quoique découragés par tous les remèdes qu'ils
« avaient faits inutilement l'un et l'autre. Jusqu'alors
« Madame X... était sujette, après ses époques, bien
« que celles-ci fussent régulières et assez abondantes,
« à un léger écoulement blanc, qui durait 4 à 5 jours.
« Du reste, toutes ses fonctions se faisaient parfaite-
« ment.

« Monsieur X... se portait bien aussi, mais il avait
« cru remarquer que son linge, quand il lui survenait
« des pollutions, ou après le coït, n'avait pas, après
« s'être séché, la raideur ordinaire dans les parties
« maculées.

« Je fis prendre à Madame X... des demi-bains de

« Richard nouvelle, pendant une demi heure ; des
« douches de Richard nouvelle sur les reins ; des
« injections avec l'eau du bain pendant 10 minutes, et
« la boisson de 2 verres d'eau Richard-Nouvelle.

« Je fis prendre à M. X... des bains de la Reine, des
« douches de la Reine sur les reins et le périnée ; la
« boisson de la Reine et de la tisane de houblon avec
« du sirop de gentiane ; je fis coucher séparément les
« époux pendant un mois et demi. J'ordonnai des
« courses dans les montagnes.

« M. et Madame X... exécutèrent à la lettre le trai-
« tement prescrit, et j'appris l'année suivante, par la
« mère de la jeune dame, que trois mois après le re-
« tour des eaux, sa fille était devenue enceinte, et
« qu'elle allait accoucher.

« J'ai su depuis qu'elle était accouchée heureuse-
« ment.

« Je possède plus de cent observations analogues
« sur la même affection. Sur les cent malades, celle
« dont le mariage était le plus récent, était d'une
« année, et celle dont il était le plus ancien, était
« de 10 années, sans qu'il y ait jamais eu signe de
« grossesse (moyenne de 4 à 5 ans).

« Les malades sont devenues enceintes dans les
« premiers 6 mois après l'usage des eaux, jamais
« avant un ou deux ; le plus souvent vers le milieu
« du troisième mois.

« Toutes les malades portaient une affection utérine,
« ou engorgement de l'utérus, ou ulcération du col,

« ou catarrhe de la membrane interne du col, avec
« écoulement de mucus épais caractéristique, avec
« ou sans déviations ou flexions ; quelques-unes
« avaient des affections eczémateuses, qui pénétraient
« vers les organes génitaux. »

Dans ce cas, le traitement se composera de douches vaginales, fréquentes irrigations sulfureuses, douches jumelles sur les reins ; bains de durée moyenne avec les eaux fortement excitantes si la personne peut les supporter : de plus régime alimentaire très-nourrissant, courses fréquentes dans la montagne, et suspension pendant le traitement des rapports maritaux.

La grossesse apparaît généralement deux ou trois mois après le traitement.

CHAPITRE XIII

Les eaux de Luchon agissent toujours sur les maladies nerveuses quelles qu'en soit la nature et la cause ; mais si dans certains cas leur action est favorable, dans d'autres elle est des plus funeste. Aussi est-il très-important de bien établir le diagnostic, car nos sources fortes prises intempestivement peuvent occasionner des accidents déplorables. Afin de les éviter nous allons signaler les cas d'indication et de contr'indication.

D'une manière générale, toutes les fois qu'il y a des lésions pathologiques et une altération plus ou moins grave du tissu nerveux, il faut rejeter avec le plus grand soin l'emploi de nos eaux.

Au contraire, elles sont indiquées dans certaines

névroses, dans les névralgies où il n'y a aucune lésion appréciable et dans les rhumatismes nerveux.

Les asthmatiques se trouvent très-bien du séjour à Luchon. Notre station n'étant qu'à 627 mètres au-dessus du niveau de la mer, cette altitude leur est favorable, et n'est pas trop élevée. Notre climat et notre altitude aident beaucoup à l'action de nos eaux. D'autres stations possèdent certainement des sources aussi efficaces dans cette maladie, mais leur altitude trop grande, le froid qui en résulte le matin et le soir rendent leur séjour moins supportable : et il n'en faut pas plus, pour provoquer les attaques.

Nos eaux sédatives employées avec précaution et surveillées avec soin, leur conviennent : ils les prendront en boissons peu abondamment, et en bains de courte durée ; les douches sont souvent nuisibles. Il faut s'en abstenir.

Si l'asthme s'accompagne en même temps de névrose cardiaque, il faut redoubler de précautions dans le traitement pour éviter des oppressions et des angoisses profondes.

La source Blanche dégénérée au contact de l'air peut être utile dans ces cas.

Si l'affection existe, en même temps qu'une affection de la peau, liée à la diathèse herpétique, eczéma par exemple; ou si les deux affections se substituent habituellement, le succès est assuré. Dans ce cas, en effet, l'éruption prend plus d'intensité ou si elle n'existait pas, elle réapparaît avec une nouvelle force. A mesure que se fait cette poussée du côté de la peau, les phénomènes d'oppression s'apaisent sensiblement, et ne tardent pas à disparaître.

L'*hystérie* bien déclarée ne doit pas être soignée à Luchon : mais certains troubles nerveux, qui, en somme, ont des rapports avec cette maladie, comme les vapeurs, les douleurs à l'épigastre, à l'hypogastre, névralgies faciales, intestinales ou autres, sont heureusement modifiées à notre station, surtout si cet état coïncide avec un écoulement muqueux de la matrice, de nature herpétique. Mais le traitement doit être des plus bénins et des plus sédatifs ; trop d'excitation redoublerait et aggraverait les douleurs.

L'épilepsie ne peut que s'aggraver par nos eaux : les attaques deviendraient plus fréquentes et plus terribles.

Les tics et la chorée, qui sont presque toujours liés à une affection rhumatismale, comme l'a si bien démontré M. le professeur Germain Sée, sont admirablement traités par nos eaux ; mais il ne faut pas négliger, tout en faisant le traitement sulfuréux, les autres moyens mis en usage contre cette maladie, surtout l'exercice réglé. Nos sources richement sulfurées, sans être trop excitantes, conviennent surtout à cet état.

Les paralysies partielles ou généralisées, dues à une affection rhumatismale des centres nerveux surtout des enveloppes de la moelle, ainsi que celles dues à une cause traumatique, obtiennent de beaux résultats à nos eaux ; mais le traitement doit être suivi par un médecin, car il doit varier souvent, tantôt il doit être sédatif, tantôt au contraire très-excitant ; c'est au praticien seul à apprécier ; et dans ce cas il serait de la dernière imprudence à un malade de vouloir se soigner seul, sans des conseils éclairés.

Si au contraire ces paralysies sont dues à la myélite, l'inflammation chronique de la moelle ou au ramollissement du cerveau, ainsi qu'à des épanchements sanguins dans cet organe ou dans la moelle, l'emploi de nos sources peut amener des résultats foudroyants et occasionner la mort souvent immédiate. D'autres fois les malades croient sentir pendant quelques jours un mieux qui ne tarde pas à se changer en troubles les plus graves ; tout ce qui peut en résulter de moins sérieux, c'est l'augmentation des paralysies.

Il en est ainsi de la sclérose, engendrant l'affection si bien décrite par Trousseau, sous le nom d'atoxie locomotrice progressive.

Certaines paraplégies incomplètes, liées au mal de Pott, peuvent éprouver une amélioration sensible. Dans ce cas, nos eaux agissent sur la maladie cause de ces paralysies ; mais cette affection si grave demande un traitement long et souvent répété.

Les paralysies, qui tiennent à un véritable épuisement nerveux de la moelle, épuisement occasionné par des excès de tout genre, surtout l'onanisme, ou un coït trop fréquent dans un âge avancé, conviennent admirablement à nos eaux. Par leur action spéciale sur la moelle épinière, dont j'ai parlé à propos de leurs propriétés physiologiques, elles remontent complétement le système nerveux, et régénèrent, je dirai même, *rajeunissent* le malade. On ne saurait trop les conseiller dans ce cas.

Il va sans dire que le traitement doit être aidé par une bonne hygiène, la fuite de tout excès et un exercice que l'on proportionnera aux forces du malade, et que l'on augmentera à mesure qu'elles-mêmes augmenteront.

Le résultat sera d'autant plus heureux, que le sujet sera plus jeune.

Citons en passant, les succès assez souvent obtenus à Luchon dans la paralysie essentielle des enfants.

Il est bien entendu que les troubles nerveux dus à l'empoisonnement saturnin ou mercuriel sont admirablement améliorés, nos eaux en éliminant le plomb ou le mercure introduit dans l'économie, guérissent tous les troubles qu'ils occasionnent.

***

Après avoir passé en revue toutes les affections et les maladies qui sont du ressort des eaux, nous dirons que l'albuminurie passée à l'état chronique, peut quelquefois se trouver avantageusement modifiée par les eaux sulfurées sodiques, quoiqu'en général les eaux salines lui conviennent mieux.

Dans ce cas, nos sources agissent surtout par leur action fortifiante sur toute l'économie et peut-être aussi par leur action spéciale sur les reins et les glandes sudoripares.

Il est bon aussi de tenir compte des excellentes conditions hygiéniques où se trouve notre station pendant l'été.

Les bains, les grandes douches générales et les étuves, sont les principaux moyens que l'on doit employer.

CHAPITRE XV.

SOURCES FERRUGINEUSES.

La nature toujours prodigue envers Luchon, ne s'est pas contentée d'y faire couler des flots d'eaux sulfureuses, elle lui a aussi donné de nombreuses sources férrugineuses.

Elles contiennent des principes ferreux en grande quantité, habituellement c'est du sulfate de fer, quelquefois du crénate de fer.

Des sources ferrugineuses crénatées naissent au-dessus de l'établissement thermal : autrefois on avait installé une buvette permettant d'en faire usage ; je me demande pourquoi on l'a supprimée.

Les autres sources ferrugineuses nous sont très-utiles et réussissent bien dans l'anémie, la chloro-anémie, toutes les fois que pour une raison ou pour une autre il y a aglobulie. Elles viennent souvent en aide aux sources sulfureuses et s'associent à leur succès contre le lymphatisme.

Ce qui leur manque c'est de l'acide carbonique qui les rendrait d'une digestion plus facile.

Elles sont néanmoins bien supportées habituellement, et excitent beaucoup l'appétit.

Les principales sont les sources de Castel-Vieil, de Salles, de Barcugnas, de Trébons, et de la grotte du Chat.

Cette dernière est pour nous préférable aux autres, étant plus riche en principes minéraux, mais son éloignement ne permet pas d'en faire usage.

Ces sources se boivent ordinairement pendant les repas ; chaque jour on porte dans les hôtels, les bouteilles remplies du matin.

Nous conseillons cependant aux bons marcheurs d'aller en boire à jeun à la source même ; outre les bons effets de l'eau ils retireront encore l'avantage salutaire d'une promenade matinale.

On a récemment découvert une nouvelle source, celle de Sourrouil, qui, en même temps que du sulfate de fer contient aussi de l'arsénic.

Cette dernière substance fait espérer qu'on poura l'utiliser dans les cas de diathèse herpétique et de débilité générale.

CHAPITRE XV.

CURE DU PETIT LAIT,

L'année dernière on a fait à Luchon une inno-
vation des plus importantes, et qui ne peut man-
quer d'avoir dans l'avenir les meilleurs résultats
pour cette station. Je veux parler de l'installation
d'une fruitière à l'hospice de Venasque, qui four-
nit en abondance du petit lait à nos malades.

Il y a longtemps que les Allemands se servaient
de cet excellent agent thérapeutique : en Suisse
surtout, la cure du petit-lait a pris un développement considérable, qui a beaucoup enrichi cette
contrée et qui y attire tous les ans un grand
nombre d'étrangers.

En France, où nous avions tout ce qu'il fallait
pour l'établir, excellents pâturages, bonnes vaches

laitières, nombreux troupeaux de brebis et de chèvres, on a été bien longtemps avant même d'y songer.

Des fruitières, dernièrement établies dans le Jura, ayant eu plein succès, on a eu l'idée d'en installer aussi dans les Pyrénées qui offrent une végétation si active et si riche en plantes aromatiques.

. C'est à l'heureuse initiative de M. Calvet, sous-inspecteur des forêts, que nous devons d'avoir aujourd'hui à Luchon, du petit-lait, du fromage frais et d'excellent beurre. Mais laissant de côté beurre et fromage, je vais uniquement m'occuper du petit-lait au point de vue de l'usage thérapeutique qu'on en peut faire.

Le petit-lait est un liquide séreux à moitié transparent, d'un goût douceâtre, assez désagréable tout d'abord ; il provient du lait frais de vache, de brebis ou de chèvre.

À Luchon, nous n'avons que du petit-lait de vache : il est à espérer qu'on pourra plus tard nous fournir du petit-lait de chèvre dont les propriétés sont un peu différentes.

On le prépare en coagulant le lait à l'aide de la présure : la partie coagulée sert à faire le fromage, la partie liquide constitue le petit-lait.

Celui-ci contient en moyenne 850 parties d'eau,

30 de sucre de lait, 40 de beurre, 40 de caséum et 8 de différents sels : phosphates de chaux, de magnésie, de potasse, de fer, de manganèse ; des chlorures alcalins, de la soude libre, des fluorures, du soufre et de l'iode.

L'analyse présente, bien entendu, de notables différences d'après les vaches qui le fournissent, la nature des pâturages, et le moment de la traite.

Pris à doses modérées, le petit-lait est bien toléré par l'estomac et devient un laxatif doux, facilitant les selles sans donner de diarrhée.

Pris à fortes doses, il produit l'état saburral de la bouche, de l'anorrexie, le dégoût des aliments, et en même temps une vive irritation sur la muqueuse intestinale, entraînant une diarrhée continue.

Il a en outre une action diurétique assez marquée, une action sédative sur les muqueuses bronchiques, et aussi sur tout le système nerveux.

Comme laxatif et purgatif au besoin, il est principalement indiqué dans les cas de constipation habituelle, dans l'irritation gastro-intestinale, dans certains états bilieux accompagnés de dyspepsie, et dans la pléthore abdominale.

Par suite de son action sédative sur les muqueuses bronchiques, il est utilisé contre certains catarrhes occasionnant une toux continuelle, fati-

7.

gante et quelquefois spasmodique, et aussi contre
la tuberculose. Quoique les médecins d'Allemagne
et de Suisse l'aient beaucoup trop vanté contre
cette affection, en lui donnant des propriétés forti-
fiantes qu'il n'a point, il n'en est pas moins vrai
qu'on peut quelquefois en retirer des avantages
sérieux.

Par son action sur le système urinaire il convient dans la gravelle, en favorisant par des urines
plus copieuses l'expulsion des petits graviers, et
dans les catarrhes chroniques de la vessie en apai-
sant les douleurs et les spasmes qui les accompa-
gnent.

Enfin on peut avantageusement l'utiliser contre
les névroses généralisées, occasionnant une surexcitation nerveuse prononcée, de l'hyperesthésie de
la peau, des névralgies rebelles et insupportables.

On l'emploie en boissons et en bains.

Le prix élevé de ces bains en restreint beaucoup
l'usage, mais on peut avantageusement l'unir à un
bain sulfureux pour le rendre plus sédatif.

Nos sources douces de Luchon ne feraient que
gagner à ce mélange.

En boisson, on le prendra à doses fort différentes suivant les effets que l'on veut obtenir, et la
maladie que l'on traite. Nous ne pouvons rien indiquer de fixe à cet égard, c'est à chaque médecin

à apprécier suivant le tempérament, la constitution et l'affection des personnes ; disons seulement
que les doses peuvent varier de 1 verre à 5 ou 6 verres : et qu'il faut les diviser en prises séparées
entre lesquelles on devra mettre un intervalle de
25 à 30 minutes.

OBSERVATIONS.

PREMIÈRE OBSERVATION.

Herpétisme.

Le 2 août 1873, M. X...., âgé de 41 ans, vint me consulter : constitution faible, teint pâle et anémié, tempérament nervo-lymphatique.

Il me raconta qu'au mois de mai 1871 il avait eu une première éruption eczémateuse aux aisselles qui disparut au bout d'un mois, après avoir fait usage de pommade mercurielle. L'année suivante 1872, presque à la même époque, la même éruption reparut, mais plus étendue. Elle se montra plus tenace que la précédente, et disparut néanmoins à l'aide du même traitement.

Au mois d'avril 1873, l'eczéma commença aux aisselles, gagna les bras et les avant-bras, et se montra également aux aînes et aux parties circonvoisines. De plus il eut du *psoriasis guttata* généralisé sur le tronc, aux avant-bras et aux jambes.

Depuis ce moment il se plaignait d'une dyspepsie très-douloureuse, avec anorexie, pyrosis, flatulence, éructations opiniâtres, enfin vomissements fréquents survenant deux heures après les repas.

Il ressentait également de la céphalalgie coïncidant avec ses mauvaises digestions et d'autant plus marquée que ces dernières étaient plus douloureuses. J'ajouterai que les fosses nasales étaient desséchées, sans sécrétions muqueuses, et que les paupières presque privées de cils, rouges et légèrement gonflées indiquaient qu'elles étaient sujettes à de fréquentes inflammations, ce que confirma du reste le malade.

Quand je l'examinai, l'eczéma occupait le bras gauche et le bras droit, sans s'étendre aux avant-bras, peau très-rouge, très-enflammée, offrant par endroit de larges croûtes noirâtres à moitié desséchées, et ailleurs un léger suintement purulent. Sur la poitrine et les avant-bras, taches de psoriasis guttata. De l'eczéma également aux aînes, au scrotum et à la partie interne et supérieure des cuisses.

Je reconnus une diathèse herpétique prononcée, à laquelle je rapportai également les troubles de la tête et de l'estomac.

Je lui ordonnai le traitement suivant :

Bains sources *Bordeu* et *Bosquet* à 35º centigrades, additionnés d'amidon, durée une demi-heure.

Pulvérisation sur les paupières et lavages avec l'eau de la source des *Romains*.

En boisson sources *Ferras nouvelle et Enceinte* mélangées 1 verre par jour, avec recommandation de cesser si son estomac ne pouvait les supporter.

De plus 2 pilules d'acide arsénieux de 2 milligrammes chacune, à prendre au commencement du déjeuner et du dîner. Régime sévère approprié.

8 *août*. — La plupart des croûtes sont tombées, mais la peau est d'un rouge intense, le suintement continue mais il est plus transparent: l'estomac a bien supporté l'eau sulfureuse, et semble même s'en être bien trouvé, point de vomissements, digestion meilleure.

Continuer les mêmes bains mais augmenter la durée de 30 minutes.

En boisson source du *Pré* n° 2, deux verres par jour.

16 *août*. — Le mieux continue pour l'estomac, le malade prend les eaux avec un certain plaisir, même dose.

La peau est moins enflammée, le suintement a presque complètement disparu. Par endroit l'épiderme durci et fendillé, se détache par petites plaques.

Les taches de psoriasis qui jusques là n'avaient pas subi de changement, semblent ternies et un peu effacées.

Boisson source du *Pré* n° 2, trois verres par jour.

Bains sources *B.anche* et *Grotte*. Température à 35° centigrades, durée 1 heure.

26 *août*. — Le mieux s'accentue de plus en plus. Le malade supporte bien son traitement : il se félicite

ses digestions. Point de céphalalgie, l'eczéma a en partie disparu, partout l'épiderme s'exfolie par plaques plus ou moins grandes.

Quelques taches de psoriasis sont presque effacées, le plus grand nombre persiste, les démangeaisons ont beaucoup diminué.

Traitement. Boisson deux verres d'eau du *Pré* nº 2.
6 milligrammes d'acide arsénieux par jour.

Bain. *Blanche* seule, durée un heure.

10 *septembre*. — Le malade vient me trouver pour partir, enchanté de la saison qu'il a faite.

L'eczéma est complétement disparu. Mais la peau n'a pas encore repris sa couleur normale, dans les endroits les plus malades, elle est légèrement rosée.

Quelques taches de psoriasis persistent encore, avec de légères démangeaisons.

Les paupières, qui pendant tout le traitement ont été soumises à la pulvérisation et aux lavages avec la source des *Romains* paraissent également avoir subi une heureuse modification.

Ce qui m'a fait le plus de plaisir est le mieux éprouvé par l'estomac. Je rappelle en effet ici, que nos eaux ne conviennent pas en général, dans les dyspepsies et ne font que les augmenter, elles réussissent seulement dans celles qui sont liées à l'herpétisme.

C'était bien là le cas : car non-seulement elles ont été bien supportées mais elles ont même puissamment aidé à rétablir les fonctions digestives.

Je recommande à mon malade de continuer encore

quelque temps l'acide arsénieux à la dose de 4 milligrammes par jour, et je l'avertis qu'il est de nouveau appelé à voir revenir des accidents du côté de la peau, et que dans ce cas, il doit retourner aux eaux sulfureuses.

J'ai su en 1874 que l'eczéma n'avait point récidivé ; depuis je n'ai pas eu de ses nouvelles. Mais bien entendu je ne regarde point la diathèse herpétique comme guérie, mais seulement modifiée.

DEUXIÈME OBSERVATION.

Herpétisme.

Le 15 juillet 1874, M. X... âgé de 28 ans, constitution robuste, vint se soigner aux eaux de Luchon pour un eczéma siégeant aux extrémités inférieures.

L'hiver de la même année à 3 reprises différentes, il fut atteint d'eczéma qui se porta au scrotum, aux jambes, aux pieds et aux orteils. De plus il était souvent sujet à l'herpès præputialis.

Les attaques d'eczéma vigoureusement soignées disparurent; néanmoins, il resta aux pieds quelques plaques eczémateuses.

Ces plaques subsistent encore aujourd'hui 15 juillet, au voisinage des orteils, et occasionnent des vives et désagréables démangeaisons.

J'ajouterai qu'en outre, il y a du pityriasis à la poitrine et au visage, et beaucoup de pelliculés au cuir chevelu.

Traitement suivant :

Bains : sources *Richard ancienne et Richard nouvelle*.

Durée une heure.

Boisson. Source *Reine*, un verre par jour.

21 *juillet*. — L'eczéma a pris de l'acuité et s'est un peu étendu : les démangeaisons sont plus vives, les taches de pytiriasis ont également augmenté et sont plus apparentes : apparition au prépuce d'herpès præputialis.

Continuer le même traitement en ajoutant de l'amidon aux eaux sulfureuses.

28 *juillet*. — L'eczéma a un peu diminué. Démangeaison plus supportable, l'herpès præputialis touche à sa fin.

Bains : dans la petite piscine.

Boisson *Reine* deux verres par jour.

4 *août*. — L'eczéma marche vers la résolution, taches de pityriasis en partie disparues. Très-peu de démangeaisons

Traitement. — Bains avec source *Blanche seule*. Douches en pluie sur les pieds et sur la poitrine.

Continuer la source *Reine* en boisson, mais n'en prendre qu'un verre par jour.

12 *août*. — L'eczéma a disparu : plus de démangeaisons aux pieds. Sur la poitrine point de taches de

pityriasis mais à leur place, exfolliation de l'épiderme en petites lamelles.

Continuer les bains avec la *Blanche* seule pendant huit jours encore. Cesser l'eau sulfureuse en boisson.

19 *août*. — Le malade quitte Luchon, complètement guéri.

L'hiver suivant il fut pris d'une nouvelle attaque d'eczéma, mais qui se dissipa beaucoup plus facilement que celles de l'année précédente.

Il revint à Luchon au mois de juillet 1875, éprouvant encore des démangeaisons aux pieds, et ayant un peu de rougeur eczémateuse entre les orteils.

Comme l'année précédente il prit de l'eau de la *Reine* en boisson 2 verres par jour :

8 Bains, *Reine* et *Grotte*.

10 Bains, *Grotte* et *Blanche*.

8 Bains, *Blanche seule*.

Il quitta ensuite Luchon, n'éprouvant plus aucun accident.

Au mois d'avril 1876 j'appris que depuis cette dernière saison il n'avait pas eu d'attaque d'eczéma : et qu'il n'avait pas non plus de pityriasis à la poitrine.

TROISIÈME OBSERVATION.

Scrofule

Mlle X. âgée de 18 ans, teint pâle et anémié, peau

blanche et transparente, cheveux blonds. Constitution scrofuleuse, fille d'un père âgé, et d'une mère qui eut des accidents strumeux.

Elle porte une taie sur la cornée de l'œil gauche, suite d'une ancienne ophthalmie.

A la région sus-hyoïdienne persiste la cicatrice d'un abcès ganglionnaire. Elle est sujette à une otorrhée chronique de l'oreille gauche et l'ouïe est un peu altérée, il n'y a pas perforation au tympan, mais inflammation et épaississement.

Elle est réglée depuis un an seulement, mais très-irrégulièrement, en revanche elle est affectée de flueurs blanches abondantes.

Pas d'appétit, langueurs d'estomac, digestions lentes et pénibles.

Rien d'alarmant du côté des poumons :

16 juin 1873, j'ordonne le traitement suivant :

Boisson : source du *Pré* n° 1, 2 verres par jour.

Bains : *Reine* et *Grotte* avec addition de chlorure de sodium.

Douche Ecossaise.

Pulvérisation dans le conduit auditif externe du côté gauche, et fumigations sulfureuses.

De plus je recommande de l'exercice, des courses dans les montagnes; et à chaque repas deux verres de l'eau ferrugineuse de Castel-vieil.

Elle fit une saison de trente jours environ ; prit des bains avec la première *Reine* seule, et d'autres dans les piscines. Douches Ecossaises à demi les jours : en boisson trois verrès au plus par jour de la source du *Pré* n° 1.

Le 26 juin les règles apparurent, depuis trois mois qu'elles étaient suspendues, furent assez abondantes. Elle cessa les bains sulfureux et les douches jusqu'au 3 juillet.

Elle partit le 20 juillet ayant éprouvé un mieux assez sensible, les flueurs blanches avaient un peu diminué, la constitution générale s'était remontée, l'exercice lui était beaucoup moins pénible. Quant à l'oreille malade, l'inflammation 5 jours après le traitement était entrée dans une période d'acuité qui disparut au bout de 8 jours et ne fut pas douloureuse.

Je lui conseillai de se rendre à la fin d'août à Arcachon pour y prendre quelques bains de mer.

Elle revint l'année suivante à Luchon au mois de juin 1874, la menstruation avait été régulière, les 5 mois qui suivirent son séjour à Luchon, et les flueurs blanches moins abondantes ; mais depuis les menstrues n'étaient survenues que 3 fois et douloureuses ; et la leucorrhée avait augmenté. L'estomac cependant fonctionnait mieux que l'année précédente, et l'état général était aussi plus satisfaisant.

Elle prit deux, puis trois verres d'eau sulfureuse par jour, source du *Pré* n° 1 ;

    8 bains ; *Reine* et *Grotte* ;

    8 bains ; *Petite piscine* ;

   10 bains ; *Reine seule*,

et des douches écossaises à demi les jours, enfin des

douches pulvérisées et des fumigations sulfureuses dans l'oreille malade.

Beaucoup d'exercice et sources ferrugineuses aux repas.

Le mieux fut beaucoup plus satisfaisant que l'année précédente. Les flueurs blanches cessèrent complétement, et toute inflammation semble disparue dans le conduit auditif.

Point de digestion pénible ni de maux d'estomac ; force musculaire beaucoup augmentée.

Elle se rendit de nouveau à Arcachon prendre quelques bains. Enfin elle revint une troisième année à Luchon, en 1875, suivit un traitement très-régulier avec nos sources les plus fortes et partit avec les apparences d'une bonne santé ; l'ouïe du côté gauche est revenue à son état normal ; il n'y a plus trace d'inflammation et le tympan n'offre aucune altération.

QUATRIÈME OBSERVATION

Syphilis.

Le 2 août 1874, M. X... âgé de 25 ans, d'une bonne constitution, vint me consulter se plaignant d'une affection grave du nez, datant au moins de trois ans.

Le nez était déformé, et complétement renfoncé au niveau des os propres comme s'il y avait eu fracture et enfoncement de ces os.

En examinant à l'aide d'un petit spéculum de l'o-
reille, je fus grandement surpris de voir les fosses
nasales, la cloison intermédiaire et les cornets, rem-
placés par une vaste cavité, s'étendant depuis la voûte
palatine jusqu'aux cellules ethmoïdales et bordée laté-
ralement par les branches ascendantes des maxillaires
supérieures.

La cloison cartilagineuse, la plus grande partie du
vomer, les cornets, tout cela avait été complétement
détruit : il restait encore la portion du vomer atte-
nante à l'éthmoïde, mais noircie et nécrosée : partout
dans cette cavité, des ulcérations à teinte grisâtre
suintant un pus sanieux et horriblement fétide.

Le malade me dit que la sensation des odeurs avait
disparu pour lui depuis 5 mois.

Croyant avoir affaire à des désordres occasionnés
par la diathèse syphilitique, je l'interrogeai sur ses
antécédents.

Il me raconta qu'il n'avait jamais eu de chancres ni
de bubons, mais seulement une blenorrhée très-tenace
qui avait duré une année, avec un écoulement peu
abondant, contre lequel de fréquentes injections n'a-
vaient rien pu faire.

Je lui demandai s'il n'avait rien eu du côté de la
peau; il me dit qu'il avait eu en effet quelques taches
mais auxquelles son médecin n'avait pas pris garde.

Il venait pour la troisième année à Luchon et avait
été traité comme scrofuleux; n'avait jamais pris de

mercure, et prétendait du reste qu'il n'en avait nullement besoin.

Ayant consulté à Luchon en 1873 un médecin qui jouis-
sait de beaucoup de vogue et d'une nombreuse clientèle ;
celui-ci, sans lui examiner le nez, se borna à lui ordonner des bains et des douches le long de la colonne
vertébrale.

A son dire, ce traitement ne sembla pas sensiblement
modifier l'affection des fosses nasales. Mais il fut pris
de maux de tête violents qui l'obligèrent la première
fois d'interrompre son traitement.

De retour chez lui, plusieurs morceaux de chair et
des fragments d'os se détachèrent du nez.

De retour à Luchon en 1874, son médecin lui con-
seilla de l'iodure de potassium, en plus des douches et
des bains.

N'éprouvant aucun bien de cette médication il vint
alors me demander conseil.

Malgré ses protestations je lui annonçai que je re-
gardais son affection comme de nature syphilitique, et
je le soumis immédiatement au traitement mercuriel
(2 centigram. de bichlorure de mercure par jour) concurremment avec les eaux sulfureuses.

Bains. *Ferras* et d'*Etigny* (durée 30 minutes) boisson,
source *Enceinte*, un verre par jour, fumigations et
lavages sulfureux dans le nez.

10 *août*. — Ayant bien supporté le traitement, je
porte le bichlorure à 3 centigram. par jour.

Boisson source *Enceinte* deux verres par jour.

Mêmes sources pour le bain mais durée 1 heure.

La suppuration ayant augmenté et étant devenue très-fétide dans les fosses nasales je lui prescris chaque matin et chaque soir un lavage avec de l'eau phéniquée.

17 *août*. — Il m'apporte un morceau d'os nécrosé, qui s'est détaché de lui-même ; c'est le fragment du vomer dont j'ai parlé tout à l'heure. Il est noir, très friable et répand une odeur infecte : il me montre en outre deux dents à la mâchoire supérieure gauche très-branlantes dans leurs alvéoles, et n'étant plus retenues que par les gencives. Ce qui me fait craindre que le maxillaire supérieur gauche ne soit, lui aussi, attaqué. Je lui conseille de ne pas les faire extraire.

Supporte son traitement sans fatigue.

4 centigram. de bichlorure de mercure.

Bains de vapeur à demi les jours, durée 20 minutes.

Bains : sources *Reine* et *Grotte*, durée 50 minutes.

Boisson source *Reine* deux verres par jour. Continuer les fumigations sulfureuses et les lavages d'eau phéniquée.

24 *août*. — En examinant le nez je trouve un mieux manifeste, la suppuration a beaucoup diminué et sa fétidité aussi : les ulcérations ont en partie disparu et la muqueuse un peu enflammée apparaît partout assez rouge, recouverte de bourgeons charnus par endroit : encore seulement deux plaques grisâtres au sommet.

Le mercure est bien toléré ; continuer les bains de vapeur.

Remplacer les bains avec *Reine* et *Grotte* par des bains de petite piscine.

Même boisson.

Les injections dans le nez avec l'eau phéniquée étant devenues douloureuses, j'ordonne de les suspendre, et de continuer les fumigations.

30 *août.* — Le malade me dit sentir maintenant les eaux sulfureuses, ce qui ne lui était jamais arrivé, je constate en effet avec plaisir que l'odorat est revenu ; résultat sur lequel je ne comptais nullement à cause des désordres graves que j'avais constatés.

Il n'y a point de céphalalgie.

Santé générale très-bonne.

Les deux dents se sont consolidées.

Plus d'ulcérations dans le nez, la muqueuse de Schneider est rosée et humide.

Bains de vapeur à demi les jours en Bains sources *Bord* et *Bosquet* durée 1 heure.

Boisson source *Reine* 2 verres par jour.

4 centigrammes bicholure de mercure par jour.

10 *septembre.* — Le malade heureux du mieux survenu désire partir : je l'avertis de ne point se considérer comme complétement guéri : de suivre encore pendant quelque temps le traitement antisyphilitique, et de revenir à Luchon.

6 mois après je reçus de ses nouvelles : sa santé était bonne, le nez allait bien.

Depuis, je n'ai pas su s'il était complétement réta

bli, et je regrette qu'il ne soit pas revenu faire une nouvelle saison à Luchon.

Je terminerai en disant que je ne crois pas que le traitement spécifique seul, sans les eaux sulfureuses ait pu obtenir dans le même laps de temps un semblable résultat.

CINQUIÈME OBSERVATION.

Syphilis.

M. X... âgé de 26 ans, faible constitution, sujet aux pharyngites granuleuses, fut atteint au mois de février 1874 d'un chancre induré à la couronne du gland, qui se cicatrisa à l'aide du calomel. Il eut ensuite de la roséole. Ayant commencé un traitement mercuriel il ne put le continuer longtemps à cause de son estomac.

Il vint à Luchon le 20 juin 1874 et je constatai la cicatrice du chancre infectant avec sa rénitence caractéristique, et la pléïade ganglionnaire, aux aînes et à la nuque.

Il se plaignait en outre de céphalalgies fréquentes de chaque côté des tempes, douleurs ostéocopes sur le trajet du tibia.

Traitement;

Bains sources *Richard*, durée 30 minutes.

Boisson source *Pré* nº 2. 1 verre par jour.

2 centigrammes de bichlorure de mercure par jour
en pilules.

28 *juin*. — La cicatrice du chancre s'est gonflée et
forme un bourrelet dur et saillant, quelques vésicules
herpétiques au prépuce.

Les pilules mercurielles n'ont pas fatigué l'estomac.
Continuer le même traitement.

3 *juillet*. — Le chancre s'est réouvert et suppure ;
mais l'ulcération est peu profonde : teinte rosée.

Il y a encore de la céphalée mais l'estomac fonc-
tionne bien.

Bains : Sources *Grotte* et *Blanche* durée 1 heure.

Boisson : Source du *Pré* n° 2 deux verres par jour.

3 centigrammes de bichlorure de mercure par jour.

10 *juillet*. —Rien à noter, la suppuration du chancre
est un peu plus abondante.

Continuer le même traitement ; de plus, bains de
vapeur à demi les jours, durée 20 minutes.

16 *juillet*. — Continuer les étuves.

Bains dans la petite piscine. Boissons : Sources du
Pré N° 2 et N° 1 mélangées 2 verres par jour.

4 centigrammes de bichlorure de mercure.

22 *juillet*. — Le chancre est cicatrisé de nouveau :
le volume et la dureté ont diminué, néanmoins il
persiste toujours un noyau induré facile à sentir. Les
glandes inguinales et cervicales paraissent moins
nombreuses et plus petites.

Traitement. — Continuer les étuves.

Bains : Source Blanche durée 1 heure.

Boisson: *Pré* n° 2, 1 verre par jour.

2 centigrammes de bichlorure de mercure par jour.

1er *août*. — Il cesse son traitement et quitte Luchon, n'éprouvant ni céphalalgie ni maux d'estomac malgré les doses mercurielles assez fortes. Ce qui prouve que l'eau sulfureuse l'avait beaucoup aidé à supporter le médicament qu'il avait dû cesser quelques mois auparavant.

Je lui conseille le traitement spécifique après son départ et de retourner l'année suivante.

Il revint en effet au 16 juin 1875, me dit que 2 mois après sa saison il avait eu quelques plaques muqueuses à la bouche qui avaient cédé à la cautérisation au nitrate acide de mercure : qu'il avait pris pendant quelque temps des préparations mercurielles et de l'iodure de potassium.

Pendant un mois je le soumis uniquement au traitement sulfureux. Il prit 10 bains de vapeurs, 8 petites piscines et 8 bains avec les sources *Reine* et *Grotte* et 6 bains avec la source *Blanche* seule.

En boisson les sources du *Pré* n° 2 et n° 1 mélangées deux verres par jour.

Il n'éprouva aucun accident de nature syphilitique, ni pendant sa saison ni pendant les 6 mois qui suivirent ; je suis donc autorisé à le regarder comme guéri.

J'ajouterai que l'induration du chancre a presque complétement disparu et qu'il est très-difficile de la constater.

SIXIÈME OBSERVATION

Rhumatisme noueux.

Mme X... âgée de 43 ans, tempérament sanguin, forte constitution, jouissant, à part son infirmité, d'une bonne santé, menstrues régulières.

Elle était affectée d'un rhumatisme noueux avancé qui avait complétement déformé les deux mains, sur lesquelles il s'était implanté.

Au niveau des poignets et des articulations des pha-langes et des métacarpiens, étaient des nodosités énormes, quelques-unes grosses comme des œufs de faisan, les deux mains étaient inclinées en dehors et faisaient un angle obtus avec l'avant-bras ; il lui était impossible de s'habiller seule.

Le début datait de cinq ou six ans et avait été in-sidieux, sans douleurs, ni aucun accès fébrile : les articulations des doigts avaient été prises les premières, puis ensuite les poignets. Par les temps froids et humides elle éprouvait des douleurs assez vives.

Je constatai quelques craquements à l'articulation scapulo-humérale gauche : rien aux coudes, ni aux jambes, ni aux pieds.

L'affection avait pu se développer tout à son aise, car la malade n'avait suivi aucun régime, ni aucun traitement.

5 *juillet* 1875. — Comme traitement : bains, sources

Richard. durée une heure. On devait élever graduellement la température autant que Mme X... pourrait la supporter.

Douches en pluie sur les mains.

A demi les jours un bain de vapeur, durée 25 minutes.

Régime approprié : Eau de Vals aux repas.

15 *juillet*. — Elle a bien supporté le traitement. Les douleurs aux articulations malades sont un peu réveillées Plus de facilité dans les mouvements. Bains de vapeur tous les jours. A demi les jours, bains dans la petite piscine et douches en pluie sur les mains.

24 *juillet*. — Mieux assez prononcé : les mouvements sont manifestement plus libres et plus étendus : quelques nodosités se sont ramollies et semblent diminuées de volume.

Supporte bien le traitement et demande à continuer les bains de vapeur tous les jours. Les douleurs ont disparu.

Même traitement.

2 *août*. — Ne prendre qu'un bain de vapeur tous les deux jours, en alternant avec bains dans la petite piscine.

Les mouvements deviennent de plus en plus libres et les nodosités diminuent sensiblement.

12 *août*. — La malade commence à être un peu fatiguée du traitement et demande à partir. Je constate un mieux sur lequel je ne comptais pas. Toutes les articulations malades ont en effet repris leurs mouvements, et jouent assez facilement ; la déformation n'est

plus aussi considérable : les nodosités n'ont point disparu mais leur volume est bien moins considérable.

Mme X.. peut désormais s'habiller sans le secours de personne et s'aider de ses mains comme elle ne l'avait pas fait depuis deux ans.

Je l'engage à continuer un régime sévère, l'eau de Vals aux repas, à faire usage de l'iodure de potassium et à retourner à Luchon.

SEPTIÈME OBSERVATION.

Pharyngite granuleuse.

4 *août* 1874. — M. X... âgé de 35 ans, forte constitution. Tempérament sanguin.

Depuis longtemps il est sujet à de fréquentes angines pendant l'hiver. De plus il est affecté d'un coryza chronique depuis 3 ans. Il y a deux ans il fut atteint d'une bronchite grave qui persista pendant six mois et qui fit même craindre la phthisie.

Aujourd'hui la santé générale est bonne : seuls, le pharynx, le larynx et le nez sont malades.

La voix est très-couverte, il y a un enrouement prononcé : au bout de peu de temps la parole devient fatigante : le larynscope montre les cordes vocales congestionnées et un peu œdématiées.

La déglutition est difficile par suite de la sécheresse

continuelle de la bouche et de l'arrière-gorge, nombreuses granulations au pharynx qui paraît sec et grossièrement chagriné.

5 *août* 1874. — Comme traitement j'ordonne en
boisson la source du *Pré* nº 2 à la dose de deux verres
par jour.

Gargarismes avec le *Pré* nº 1.

Douches pulvérisées au pharynx. Douches pulvérisées et injection d'eau sulfureuse avec le *Pré* nº 1 dans
les fosses nasales.

Bains demi les jours, durée de 40 minutes. Sources
Ferras et d'Étigny.

12 *août*. — Irritation prononcée au pharynx, les
granulations sont très-rouges et gonflées. On aperçoit
sur la muqueuse plusieurs petits filets sanguins.

Au larynx la congestion a également augmenté, et
l'enrouement est plus considérable.

Parmi les mucosités épaisses que rend la malade et
qui viennent de la gorge se trouvent quelques stries de
sang.

Le coryza est passé à un état aigu prononcé.

Traitement. Boisson, source *Pré* nº 1. Deux verres
par jour.

Continuer le gargarisme et les douches pulvérisées
etc., etc.

18 *août*. — Suspendre la pulvérisation mais continuer le gargarisme.

23 *août*. — Les symptômes d'irritation au pharynx
ont un peu diminué. Sécrétion pharyngienne consi-

dérable ; la muqueuse paraît plus uniforme. Les amygdales et le voile du palais sont d'un rouge prononcé.

La bouche est moins sèche.

Le nez est plus libre, màis la sécrétion est toujours abondante.

Reprendre la pulvérisation à demi les jours, en alternant avec les inhalations de vapeurs sulfureuses, cesser les bains.

27 *août*. — Le pharynx est très-rouge mais les granulations ont sensiblement diminué.

L'enrouement est toujours le même.

L'expectoration muqueuse est très-abondante.

Le coryza est guéri.

5 *septembre*, — Le malade part avec une amélioration notable mais l'excitation produite par les eaux, surtout du côté du larynx persiste toujours : la voix est couverte et enrouée.

Trois mois plus tard j'eus des nouvelles de ce malade, me disant qu'il se trouvait très-bien de sa saison, que la voix était revenue ; et qu'il n'éprouvait ni âcreur ni sécheresse à la gorge.

Il revint au mois de juillet suivant 1875, après avoir passé un meilleur hiver : il eut encore deux angines mais qui furent moins tenaces et moins graves que les précédentes.

La voix était encore un peu enrouée mais moins que l'autre année. Il fit une cure de 35 jours en suivant à peu près les mêmes prescriptions et quand il quitta Luchon il était dans un parfait état de santé.

Plus traces de granulations, ni d'enrouement.

J'ajouterai que ce Monsieur n'étant pas fumeur, la guérison est arrivée chez lui plus promptement que chez ceux qui font usage de tabac.

Car les cigares et les cigarettes sont souvent la cause des angines granuleuses ou empêchent leur guérison complète.

HUITIÈME OBSERVATION.

Bronchite chronique.

M. X...., âgé de 24 ans, tempérament nerveux, vint à Luchon au mois de juin de 1873 pour se soigner d'une bronchite chronique.

. Ce fut pendant la désastreuse campagne de 1870-71 qu'il contracta cette affection, qui malgré tous les soins passa à l'état chronique et lui donna les plus vives inquiétudes. On le crut même phthisique, et on l'envoya aux Eaux-Bonnes.

Au bout de cinq jours du traitement sulfureux, il fut pris d'une hémoptysie active qui dura huit jours et interrompit la cure.

Depuis, la bronchite avait continué ayant de temps en temps quelques exacerbations. L'expectoration était abondante surtout le matin. Toux fréquente.

A l'auscultation rien qui annonçât des tubercules, mais beaucoup de râles muqueux, et au côté droit des frottements pleurétiques indiquant la trace d'anciennes adhérences.

Affaiblissement général dans toute l'économie ;

Granulations au pharynx.

6 *juin*. — Traitement: source *Ferras* nouvelle 1 verre par jour.

Pulvérisation.

A demi les jours inhalations sulfureuses.

14 *juin*. — Traitement : Boisson source du *Pré* nº 2 un verre par jour.

Pulvérisation, inhalations sulfureuses à demi les jours.

16 *juin*. — L'expectoration est plus abondante et moins épaisse ; quelques crachats sanguinolents le matin.

20 *juin*. — Les crachats sont verdâtres et bien aérés, pas trace de sang.

24 *juin*. — Deux verres par jour de la source du *Pré* nº 2.

Bains sources *Bordeu* et *Bosquet* durée 40 minutes.

Douches à faible percussion sur la poitrine.

Continuer la pulvérisation et les inhalations.

Il suivit le même traitement jusqu'au 5 juillet et quitta Luchon.

L'état général s'était relevé, l'appétit était excellent : les forces musculaires étaient revenues. M. X..., avait fait quelques excursions dans la montagne.

L'expectoration était toujours abondante . mais la toux avait beaucoup diminué.

Encore beaucoup de râles muqueux au poumon.

Les frottements pleurétiques avaient sensiblement diminué.

L'hiver suivant se passa assez bien et il revint à Luchon au mois de juin 1874.

L'état général était plus satisfaisant que l'année précédente mais les bronches étaient toujours malades.

Comme traitement il prit en boisson les sources du *Pré* n° 2 et n° 1 un verre par jour, puis deux verres.

Comme bains les sources *Bordeu* et *Bosquet*.

Grandes douches sur la poitrine. Pulvérisation et inhalations sulfureuses.

Je ne remarquai point traces de sang cette fois dans les crachats et M. X... put faire plusieurs grandes courses sur les sommets sans en être indisposé.

Les points pleurétiques qui étaient encore sensibles au commencement du traitement n'étaient plus perçus par l'oreille à la fin de la cure.

Il est encore revenu en 1875 mais complètement guéri cette fois de tout accident du côté de la poitrine et jouissant d'une parfaite santé. Il a suivi néanmoins un traitement sulfureux.

Boisson. Bains et Inhalations.

TABLE DES MATIÈRES.

FIN.

Imp. A. DERENNE, Mayenne. — Paris, boulev. Saint-Michel, 52.

BIBLIOTHEQUE NATIONALE DE FRANCE
3 7531 03285476 3